W0268928

Die „Monographien aus dem Gesamtgebiete der Neurologie und Psychiatrie" stellen eine Sammlung solcher Arbeiten dar, die einen Einzelgegenstand dieses Gebietes in wissenschaftlich-methodischer Weise behandeln. Jede Arbeit soll ein in sich abgeschlossenes Ganzes bilden. Diese Vorbedingung läßt die Aufnahme von Originalarbeiten, auch solchen größeren Umfanges, nicht zu.

Die Sammlung möchte damit die Zeitschriften „Archiv für Psychiatrie und Nervenkrankheiten, vereinigt mit Zeitschrift für die gesamte Neurologie und Psychiatrie", und „Deutsche Zeitschrift für Nervenheilkunde" ergänzen. Sie wird deshalb Abonnenten zu einem Vorzugspreis geliefert.

Manuskripte nehmen entgegen

aus dem Gebiete der Psychiatrie: Prof. Dr. M. MÜLLER,
Rüfenacht (Bern),
Hinterhausstraße 28

aus dem Gebiete der Anatomie: Prof. Dr. H. SPATZ,
6 Frankfurt (Main)-Niederrad,
Deutschordenstraße 46

aus dem Gebiete der Neurologie: Prof. Dr. P. VOGEL,
69 Heidelberg, Voßstraße 2

Monographien aus dem Gesamtgebiete der Neurologie und Psychiatrie

Heft 127

Herausgegeben von

M. Müller-Rüfenacht (Bern) · H. Spatz-Frankfurt
P. Vogel-Heidelberg

Hanns Solcher

Zur Neuroanatomie und Neuropathologie der Frühfetalzeit

*Untersuchungen an Gehirnen
menschlicher Keimlinge
einer Scheitel-Fersen-Länge von 13 bis 38 cm*

Mit einem Geleitwort von Prof. Dr. Hans Jacob

Mit 39 Abbildungen

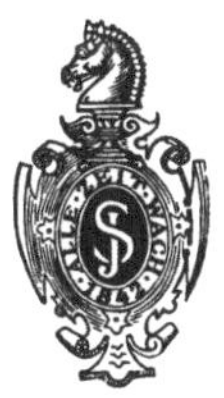

Springer-Verlag Berlin Heidelberg GmbH 1968

Privatdozent Dr. med. HANNS SOLCHER,
Oberarzt an der Universitäts-Nervenklinik Marburg/Lahn

*Habilitationsschrift zur Erlangung der venia legendi für das Fach
der Neurologie und klinischen Neuropathologie der Hohen Medizinischen Fakultät
der Philipps-Universität Marburg/Lahn*

ISBN 978-3-540-04283-9   ISBN 978-3-642-95073-5 (eBook)
DOI 10.1007/978-3-642-95073-5

Alle Rechte vorbehalten. Kein Teil dieses Buches darf ohne schriftliche Genehmigung des Springer-Verlages
übersetzt oder in irgendeiner Form vervielfältigt werden.
© by Springer-Verlag Berlin Heidelberg 1968.
Ursprünglich erschienen bei Springer-Verlag Berlin Heidelberg New York 1968

Library of Congress Catalog Card Number 68-26454.

Die Wiedergabe von Gebrauchsnamen, Handelsnamen, Warenbezeichnungen usw. in diesem Werk berechtigt auch
ohne besondere Kennzeichnung nicht zu der Annahme, daß solche Namen im Sinne der Warenzeichen- und
Markenschutz-Gesetzgebung als frei zu betrachten wären und daher von jedermann benutzt werden dürften.
Titel-Nr. 6459

Geleitwort

Sicherlich ist unsere neuroanatomische und neuropathologische Kennerschaft im Umkreis der „frühfetalen Entwicklungsperiode" des Zentralnervensystems gegenüber derjenigen der ersten Embryonalmonate und der Perinatalzeiten noch reichlich begrenzt. In der pathogenetischen Beurteilung und zeitlichen Bestimmung von intrauterinen Schäden und Fehlentwicklungen des Nervensystems mußten die gewissermaßen stummen, weil bisher weniger bekannten Vorgänge zwischen dem 4. und 6. Schwangerschaftsmonat weitgehend offen bleiben. Zweifelsohne lag darin die Gefahr, daß man die Besonderheiten der Frühfetalperiode gegenüber denjenigen der ersten drei Schwangerschaftsmonate und der perinatalen Zeiten in pathogenetischer Hinsicht überwertete. Das aber erweisen die vom Verfasser an einem repräsentativen und unausgewählten Untersuchungsgut von 65 in Stufenserien durchgearbeiteten Fetengehirne aus diesem Entwicklungsstadium nunmehr sehr eindrücklich. Die Vielfalt bemerkenswerter und in einem erheblichen Maße bisher nicht bekannter neuroanatomischer und neuropathologischer Befunde lassen diesen Entwicklungsabschnitt besonders wichtig und auch störungsanfällig erscheinen. Das wird augenscheinlich, wenn man sich etwa die frühen Furchungsbildungen im Gebiete des limbischen Systems und Occipitallappens, die migrationskomplizierten und bioreduktiven Vorgänge bei der Bildung des Cavum septi pellucidi, die zeitlich differierenden Faltungen der Oliven- und Dentatumbänder, die mehrphasischen Entwicklungsstadien während der Plexusentfaltung oder gewisse Vorstadien der Markscheidenentwicklung nach Art von Praemyelinisierungen vor Augen hält. Erstaunlich häufige Mikroblutungen von konstanter, phasencharakteristischer Ausbreitung, gelegentliche hämorrhagische Infarkte mit zelligen Abwehrreaktionen und Ödemnekrosen im Mark wurden innerhalb dieser frühen Entwicklungsperiode erstmals beschrieben und mit gewissen klinischen Daten in Verbindung gebracht. Es kann kein Zweifel sein, daß die ertragsreichen Untersuchungsbefunde von Herrn SOLCHER für die Entwicklungsmorphologie, Neuroanatomie und Neuropathologie des fetalen Zentralnervensystems während des 3. bis 6. Schwangerschaftsmonates und damit zugleich für wichtige klinische Fragestellungen der Psychiatrie und Neurologie, der Gynäkologie und Pädiatrie von großem Nutzen sein werden. Hinsichtlich der zeitlichen Bestimmung und ätiopathogenetischen Beurteilung zentralnervöser Intrauterinschäden wird man diese bisher weitgehend unbekannten Befunde nicht außer acht lassen können.

H. JACOB
Universitäts-Nervenklinik Marburg

Marburg, im Mai 1968

Danksagung

Die Untersuchungen wurden durch die Deutsche Forschungsgemeinschaft unterstützt. Dem Entgegenkommen von Herrn Professor Dr. Buchholz, Direktor der Universitäts-Frauenklinik Marburg, Herrn Priv.-Doz. Dr. Krone, Direktor der Staatlichen Frauenklinik Bamberg und Herrn Professor Dr. Schleyer, Direktor des Instituts für gerichtliche Medizin an der Universität Marburg verdanke ich das Untersuchungsmaterial und die Erlaubnis zur Auswertung der Krankengeschichten. Frau Barbara Brünsch und Fräulein Maria Wagner, sowie den Herren Groll und Starker danke ich für ihre technische Hilfe. Mein besonderer Dank gilt aber Herrn Professor Dr. H. Jacob, Direktor der Universitäts-Nervenklinik Marburg, der mir die Möglichkeit zur Durchführung dieser Arbeit gab und sie durch sein ständiges Interesse und manche anregende Diskussion förderte.

HANNS SOLCHER

Inhaltsverzeichnis

Einleitung

Zu den vorliegenden Untersuchungen gaben zahlreiche Probleme und Fragestellungen, die sich in der Klinik bei sogenannten frühkindlichen Hirnschädigungen täglich stellen, den Anstoß. Zwar sind in den letzten Jahrzehnten auf dem Gebiet der angeborenen Schäden des Zentralnervensystems in vielen Richtungen Fortschritte bei der Aufklärung ihrer Ätiologie erzielt worden. So konnten neurologische und psychische Defektzustände mit Enzymopathien, maternellen Infektionen, endogenen und exogenen Vergiftungen, alimentären und hormonellen Störungen sowie mit der Einwirkung ionisierender Strahlen in ursächlichen Zusammenhang gebracht werden. Ein großer Teil der früherworbenen Schäden bleibt aber mit seiner Ätiologie im Dunkel. Lediglich die resultierenden neuroanatomischen und neuropathologischen Veränderungen lassen mit Hilfe entwicklungsmechanischen Wissens den Zeitpunkt des ungefähren Einsetzens der Fehlentwicklung bestimmen. Die Frage nach der Ursache muß hier weitgehend offen bleiben, „denn die Kenntnis der formalen Genese erlaubt keine Schlüsse auf die kausale Genese" (ERNST, 1909).

Aber selbst das Wissen um die ursächlichen Schädigungen erklärt uns weder die Art noch die besondere Lokalisation der Defekte, noch sagt es etwas aus über die pathogenetischen Zwischenglieder. Vielmehr ist „schon viel gewonnen, wenn wir eine Mißbildung als „harmonische" erkennen können, d. h. sie als Störung der induktiven, topogenetischen und selbstorganisatorischen Prozesse zu deuten vermögen, oder sie als „disharmonisch" oder „degenerativ" aufzufassen in der Lage sind, wenn die Störungen der grundlegenden morphologischen Prozesse mit späteren Zell- und Gewebsdegenerationen verbunden sind" (WERTHEMANN, 1955).

Frische pathologische Veränderungen am embryonalen oder fetalen menschlichen Gehirn dagegen — und das muß klar gesagt werden — lassen nur vermuten, daß sie im Überlebensfall zu Mißbildungen oder Abnormitäten führen können. Die Ergebnisse tierexperimenteller Forschung lassen hier nur bedingte Vergleiche mit humanpathologischen Verhältnissen zu.

Aufschlüsse über die Art solcher primärer Veränderungen brachten vereinzelte Untersuchungen an ausgewähltem Material, auf das mißbildungsfördernde Schädigungen eingewirkt hatten. Dagegen mangelt es an Untersuchungen eines unausgewählten Gutes. Nur sie erlauben gleichzeitig Aussagen über Art und über Häufigkeit unspezifischer oder zumindest polyvalenter Veränderungen an Gehirnen aus der Intrauterinzeit.

Unsere eigenen Untersuchungen an 65 unausgewählten Gehirnen galten in erster Linie pathologischen Cerebralprozessen der Intrauterinzeit. Darüberhinaus sollte aber auch der Ätiologie und Pathogenese solcher Veränderungen im Hinblick auf die mütterlichen Anamnesen nachgegangen werden. Im Verlauf der Bearbeitung wurde es erforderlich, einige anatomische und entwicklungsgeschichtliche Fragen zu erörtern.

Um ein möglichst umfangreiches und vergleichbares Material zu bekommen, mußten wir eine Altersbegrenzung setzen. Aus verschiedenen Gründen beschränkten wir uns auf die bisher noch unzureichend untersuchte „Frühfetalzeit". Allerdings zeigen sich gewisse Schwierigkeiten, da sich innerhalb des Entwicklungsablaufes keine genau bestimmbaren Grenzen, sondern nur fließende Übergänge erkennen lassen. Der Begriff der „Frühfetalperiode" orientiert nur sehr allgemein. Nach einer Definition von GOERTTLER (1957) auf Grund allgemeiner entwicklungsgeschichtlicher Überlegungen liegt ihr Beginn „gegen Ende des 3. Entwicklungsmonats" und der Übergang zur Spätfetalperiode „zwischen dem 2. und 3. Drittel" der Intrauterinzeit. Sicherlich umfaßt eine solche zeitliche Einteilung in drei Phasen für das Zentralnervensystem recht unterschiedliche Entwicklungszustände. Die Embryonalzeit fällt für das Gehirn mit der „formativen Phase" (ERNST, 1909) zusammen, während die Frühfetalzeit die „organogenetische Phase" (ERNST, 1909) bezeichnet. In der Spätfetalperiode ist die Ausreifung bereits soweit fortgeschritten, daß Lebensfähigkeit gewährleistet ist, wie es die Bezeichnung „Frühgeburt" im Gegensatz zu „Fehlgeburt" zum Ausdruck bringt.

Der von uns gewählte Zeitraum hat — wie gesagt — auffallenderweise gegenüber der Embryonalzeit und der Perinatalperiode weit geringere neuroanatomische und neuropathologische Beachtung gefunden. Teilweise dürfte dies mit den Schwierigkeiten bei der Beschaffung eines einwandfreien Materials und seiner technischen Bearbeitung zusammenhängen. Selbst ein in solchen Fragen so erfahrener Anatom wie HOCHSTETTER (1898) hat resignierend festgestellt: „Eine sichere Methode anzugeben, mit Hilfe derer es möglich ist, Gehirne älterer Embryonen, insbesondere solcher aus dem fünften Monate ... innerhalb der Schädelkapsel tadellos zu fixieren, vermag ich jedoch leider nicht."

Unsere Darstellung der fetalen Cerebralpathologie kann allerdings nicht erschöpfend sein, da der gewählte Entwicklungsabschnitt und das für solche Untersuchungen noch verhältnismäßig geringe Material unsere Einsichten begrenzte. Bei manchen Einzelbefunden werden wir uns lediglich auf Beschreibungen beschränken, da weitere Aussagen z. Z. noch nicht möglich sind. Wir hielten es für wichtig, die Forderung TÖNDURYS (1962) zu berücksichtigen: die pränatale Pathologie von der postnatalen abzugliedern und Begriffe, die in der Postnatalzeit berechtigt sind, nicht unberechtigterweise auf die Pränatalzeit zu übertragen.

Material und Methode

Unsere Untersuchungen wurden an 65 Feten mit einer Scheitel-Fersen-Länge (Sch-F-L) zwischen 13 und 38 cm durchgeführt. 63 Fälle stammen aus unausgewähltem Material der Universitäts-Frauenklinik Marburg und der Staatlichen Frauenklinik Bamberg; dabei handelt es sich um Fehlgeburten und operativ entfernte Keimlinge. 2 Fälle wurden bei der Sektion nach dem Tode der Mutter gewonnen.

Im Gegensatz zu älteren Autoren (HIS, HOCHSTETTER, STREETER), welche die Scheitel-Steiß-Länge bevorzugten, haben wir unsere Keimlinge nach der *Scheitel-Fersen-Länge* geordnet. Vorteile der Scheitel-Steiß-Länge sind nicht bekannt; nach unserer Meinung nehmen aber die Fehlermöglichkeiten bei der kürzeren Scheitel-Steiß-Länge noch zu.

Um einen Vergleich zwischen beiden Maßen zu ermöglichen, fügen wir einen Auszug aus den Tabellen von AREY (1949) bei:

Alter Wochen	Scheitel-Steiß-Länge mm	Scheitel-Fersen-Länge mm
12	56,0	73,0
16	112,0	157,0
20	160,0	239,0
24	203,0	296,0
28	242,0	355,0
32	277,0	409,0
36	315,0	458,0
Termin	350,0	500,0

Wir haben bewußt auf eine Altersangabe verzichtet, da sich die Maßangaben bekanntlich nur auf den statistischen Mittelwert beziehen und für den Einzelfall keinen sicheren Aussagewert haben. Wie groß die individuelle Schwankungsbreite der Länge in der Fetalzeit ist, geht sehr anschaulich aus den alten Zangemeisterschen Kurven (1911) hervor. Danach liegt z. B. der Mittelwert im 6. Monat bei 28 cm, es gibt aber Abweichungen bis 23 bzw. 35 cm. Es bestehen somit bereits innerhalb der Intrauterinzeit ähnliche individuelle Unterschiede im Längenwachstum, wie dies auch in der postnatalen Entwicklung der Fall ist.

Eine Altersbestimmung nach dem Hirngewicht ist ebenfalls voller Ungenauigkeit, da z. B. die Höhe der Medulladurchtrennung, eventuelle Blutungen in die weichen Häute, intravitale oder postmortale Gewebsschwellungen sowie Gewichtsveränderungen durch Fixierung nicht zu übersehen sind. Ebenso haben sich die klinischen Angaben aus Anamnese und Befund in manchen Fällen als recht unzuverlässig erwiesen. Wir fanden Unterschiede zwischen diesen Angaben und der Länge der Feten, die selbst unter den in den Zangemeisterschen Kurven enthaltenen Schwankungsbreiten noch Differenzen von ein bis zwei Entwicklungsmonaten ergaben.

Es dürfte demnach zwar möglich sein, etwa den Lunarmonat zu bestimmen. Genauere Angaben, wie sie unser relativ eng begrenzter Entwicklungsabschnitt erfordert, sind jedoch nicht möglich. Man kann bei unseren kleinsten oder größten Feten stark in Zweifel ziehen, ob sie schon oder noch der Fetalperiode angehören. Um aber auch hier die Schwankungsbreite zu berücksichtigen, wurden sie in die Serie mit aufgenommen.

Unser Material setzt sich nach der Scheitel-Fersen-Länge folgendermaßen zusammen:

Länge cm	Zahl der Fälle
13	2
14	2
15	1
16	2
17	1
18	4
19	5
20	8
21	2
22	1
23	3
24	4
25	5
26	3
27	7
28	4
29	4
30	3
32	2
34	1
38	1
	65

Die Feten wurden nach Feststellung der Scheitel-Fersen-Länge in eine Formalinlösung 1:10 gebracht. Nach frühestens 4 Tagen, bei größeren Feten nach wesentlich längeren Zeiten, wurde das Gehirn herauspräpariert. Leider haben sich, besonders bei den größeren Gehirnen, Zerstörungen, besonders im Balkenbereich nicht immer vermeiden lassen. Bei noch so vorsichtigem

Vorgehen kam es allein durch das Eigengewicht der Hemisphären zu Verschiebungen gegeneinander, die oft zu nur mikroskopisch sichtbaren Einrissen führten. Von 20 μ starken Paraffinschnitten wurde nach der Größe des Gehirns jeder 30. oder 50., am Kleinhirn jeder 30. gefärbt. Sonderfärbungen wurden an zusätzlichen Schnitten ausgeführt. Für einige spezielle Fragen wurden lückenlose Serien angefertigt.

Entwässerung der Gehirne durch die Alkohol-Chloroform-Reihe oder auch durch Zedernholzöl statt Chloroform brachte bei den Feten nicht voll befriedigende Ergebnisse. Der sehr unterschiedliche Flüssigkeitsgehalt von Mark und Rinde läßt gelegentlich, je nach Art der Entwässerung, Risse in einen der beiden Gewebsanteile entstehen. FILIMONOFF (1929) hat ausführlich über diese Fragen berichtet.

Wegen der befürchteten Autolyse als Folge zu langsamen Eindringens des Fixierungsmittels in die Schädelkapsel wurde bei einigen Feten sofort ein Einschnitt bis durch die Dura hindurch vorgenommen. Doch konnten wir keinen Qualitätsunterschied zwischen den bei uneröffnetem Schädel und den nach Einschnitt fixierten Gehirnen feststellen. Zudem mußten einige Gehirne verworfen werden, weil es an der Einschnittsöffnung zu einem erheblichen Hirnprolaps kam (siehe hierzu STRECKER, 1925). Insgesamt haben wir den Eindruck, daß über den Erhaltungszustand wohl im wesentlichen die Zeit entscheidet, die eine abgestorbene Frucht noch im Uterus liegt. Allerdings geht nach unseren Erfahrungen der Grad der autolytischen Veränderungen an der Körperoberfläche der Feten keineswegs mit entsprechenden Veränderungen des Gehirns parallel. Wir hatten Feten mit gut erhaltener Körperoberfläche, deren Gehirne wegen zu starker Autolyse nicht mehr zu verarbeiten waren, und demgegenüber auch solche, bei denen trotz erheblich veränderter Haut, die Gehirne noch relativ wenig autolytische Veränderungen zeigten.

Als Standardfärbung wurden Haemalaun-Eosin und Nissl (Kresylviolett) benutzt. Darüber hinaus mußten für besondere Fragen noch Präparate nach folgenden Methoden angefertigt werden: van Gieson, Klüver-Barrera, Masson-Goldner, Markscheidenfärbung nach Heidenhain-Woelcke, Sudanschwarz B, Perdrau, Bodian, Eisenfärbungen nach Turnbull und Berlinerblau, Mallory. Bei der Glykogendarstellung wurde die Methode von Shimizu angewandt. Dabei wurde jedesmal eine Kontrolle ohne Oxydation durchgeführt, in einigen Fällen auch der Diastaseversuch.

Die Mikrophotogramme wurden mit dem Ultraphot II der Firma Carl Zeiss angefertigt. Lediglich zu den Aufnahmen 32 und 47 wurde das Photomikroskop derselben Firma benutzt.

Hinweise zur Neuroanatomie der Frühfetalzeit

In der Intrauterinzeit ist eine verläßliche neuropathologische Beurteilung ohne Kenntnis der großen Normbreite in der Entfaltung anatomischer Strukturen nicht möglich. Entsprechend der Neuroanatomie des Erwachsenenalters gilt es zunächst Normvarianten von pathologischen Fehlbildungen zu unterscheiden. Darüber hinaus können wir im reifenden Gehirn nicht mit einer solchen Strukturkonstanz des anatomischen Substrates wie beim Erwachsenen rechnen; vielmehr sind außerordentliche Unterschiede in Entwicklungszeit und Entwicklungstempo zwischen den und innerhalb der einzelnen Teilsysteme zu beachten. Wir werden deshalb unseren neuropathologischen Untersuchungen einige Hinweise über die Entwicklungsgeschichte des gewählten Zeitraumes vorausschicken, die sich teils auf entsprechende Literaturangaben, teils auf eigene Befunde an unserem Material stützen.

Rindenfurchung

Die Frage der Furchenbildung hat besonders in der 2. Hälfte des vorigen Jahrhunderts zu heftigsten Kontroversen geführt. Während ein Teil der Autoren eine frühzeitige Furchenentstehung in der Embryonalzeit annahm (MECKEL, 1815; MIHALCOVICS, 1877; KÖLLIKER, 1879; ROMITI, 1882; GIACOMINI, 1884; CUNNIGHAM, 1890; ältere Literatur bei MINGAZZINI, 1888), wurde von BISCHOF (1868), GOLDSTEIN (1904) und besonders HOCHSTETTER (1898, 1913) ein so frühes Auftreten abgelehnt. HOCHSTETTER schrieb 1898: „Zweifelsohne ist das Auftreten dieser Falten als eine Erscheinung beginnender Fäulnis anzusehen." Die Autorität HOCHSTETTERs verhalf in der folgenden Zeit dieser Meinung zur allgemeinen Anerkennung. Die Beurteilung wird noch durch die Frage der sogenannten „transitorischen Furchen" erschwert; Furchenbildungen also, die zu einem gewissen Zeitpunkt der Hirnentwicklung erscheinen, aber später wieder verschwinden sollen, so daß der Hirnmantel bis zur endgültigen Furchung vorübergehend nochmals eine weitgehend glatte Oberfläche bietet. MINGAZZINI (1888) faßte die Ansichten seiner Zeit wie folgt zusammen: „Die vom embryologischen Standpunkt aus betrachteten Furchen unterscheiden sich in vorübergehende und permanente. Über die vorübergehenden sprach zuerst MECKEL; aber hernach leugnete sie BISCHOFF, indem er dafür hielt, daß man sie dem Einfluß des Alkohols zuschreiben müsse... MIHALCOVICS, ROMITI, GIACOMINI und KÖLLIKER sprechen zu Gunsten des wirklichen Daseins solcher Furchen. Die Epoche ihrer Erscheinung ist sehr veränderlich; während ROMITI mitteilt, daß er sie in einer Epoche des Fetallebens beobachtet

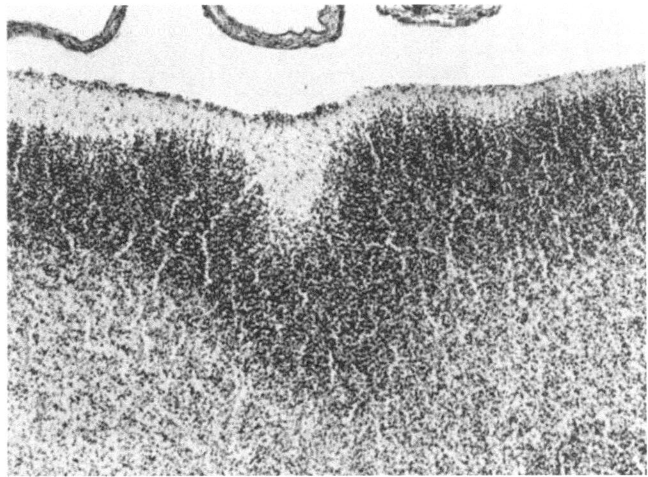

Abb. 1. Beginnende Furchenbildung bei einem 13 cm langen Fet (F 1). H.-E. 70fach

habe, die zwischen der 10. Woche und dem Ende des 4. Monats lag, und GIACOMINI bei Foetus im Anfang des 3. Monats, verlegte MIHALCOVICS den Augenblick ihres Erscheinens in das Ende des 3. Monats."

Zuletzt ist MEYER (1937) der Furchenentwicklung an 180 Gehirnen bei Feten ab 20 cm Körperlänge in allen Einzelheiten nachgegangen. Auch er vermutete „transitorische Furchen". Allerdings waren bei seinen jüngsten Feten außerdem bleibende

Furchenbildungen erkennbar. Eine umfassende Literaturübersicht findet sich bei OSTER-
TAG (1956).

Wir selbst können an Hand unseres Materials weder den Zeitpunkt des frühesten
Auftretens von Furchen bestimmen, noch zum Problem ihrer Entstehung etwas bei-
tragen. Doch sahen wir bei allen, also schon bei unseren kleinsten Feten ab 13 cm
Sch-F-L, zweifellos beginnende Furchenbildung. Die Abb. 1 stammt von einem 13 cm
langen Feten. Die Oberfläche ist nach außen noch völlig glatt. Man sieht an dieser
Stelle eine deutliche Verbreiterung des Randschleiers mit keilförmigem Vordringen in
die Corticalis. Das Bild entspricht durchaus der Beschreibung von SCHAFFER (1917),
ohne daß wir uns damit dessen Anschauungen von der Entstehung der Furchen als
„Randschleiervorgang" etwa in der Zeit des 5. Monats zu eigen machen wollen. Bei

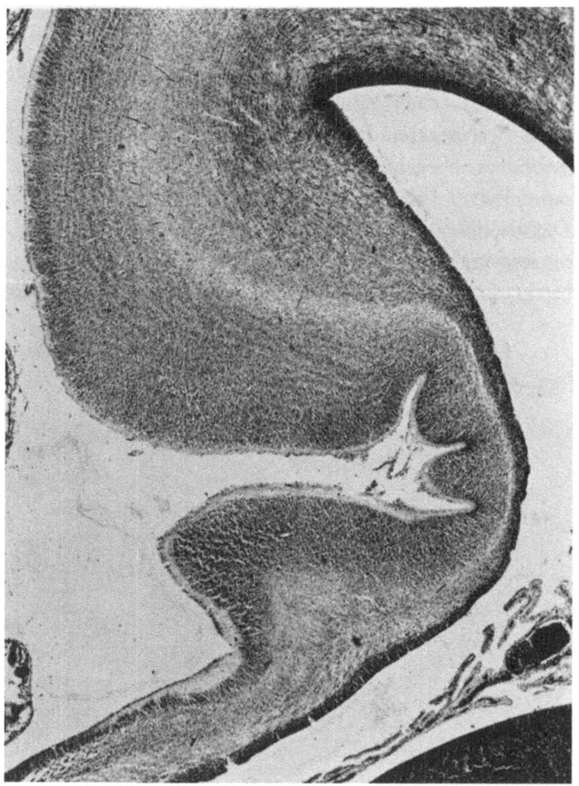

Abb. 2. Furchenbildung im Bereich des Gyrus cinguli bei einem 15 cm langen Fet (F 2). H.-E.
32fach

der artefiziellen Faltenbildung, die „einer durch beginnende Zersetzung bedingten
Quellung der Hirnwand ihre Entstehung verdankt "(HOCHSTETTER, 1933), müßte man
entsprechende Gewebsdefekte an Hirnoberfläche oder in der Tiefe nachweisen können,
was für unsere Fälle keineswegs zutrifft. Die Abb. 2 aus der Region des Sulcus cinguli
bei einem Feten von 15 cm Sch-F-L läßt unseres Erachtens keine andere Deutung zu,
als daß hier eine intravitale Faltenbildung eingesetzt hat. Die geweihförmige Auf-

teilung im Furchengrund bei tadellos erhaltener Oberfläche und auch der tieferen Gewebsanteile dürfte einen postmortalen Artefakt ausschließen.

Noch sicherer wurden wir in unserer Meinung, daß es sich um intravitale Furchenbildungen handelt, durch eine gewisse Häufung von sicherlich intravitalen Blutungen im selben Bereich. Wir werden später darauf eingehen. Es bleibt hervorzuheben, daß die Furchenbildungen bei unseren kleineren Feten an der Hirnoberfläche makroskopisch nicht zu erkennen waren — allerdings haben wir die weichen Häute nicht abgezogen — und erst mikroskopisch sichtbar wurden. Teilweise sieht man lediglich in das Mark vorspringende Proliferationszentren, die späteren Furchen entsprechen.

Die Durchsicht der 17 Gehirne von Feten unter 20 cm Sch-F-L ergab bei allen deutliche Furchenbildung. Allerdings schienen Häufigkeit und Ausbildungsgrad der Furchen äußerst variabel. Konstant fanden wir sie über der Balkenanlage, also im Bereich des Gyrus cinguli; sie setzten sich nach caudal bis in den Bereich des Ammonshorns fort. Somit war eine frühe Furchungstendenz im limbischen System unverkennbar. Am Occipitalhirn, das ebenfalls eine frühe Furchungstendenz zeigte, war besonders die Konvexität der Hemisphären betroffen. Dies steht im Gegensatz zu selteneren, aber oft symmetrischen Furchenbildungen im Gebiet der frontalen Konvexität.

Solche erheblichen individuellen Unterschiede in der Entwicklung des Rindenreliefs (OSTERTAG, 1956) bringen auch eine Erklärungsmöglichkeit für die strittige Frage des Vorkommens von „transitorischen Furchen". Es ist denkbar, daß es sich bei Gehirnen mit glatter Oberfläche lediglich um solche mit temporärer Verzögerung der Furchenbildung oder um außergewöhnlich große und deshalb zu alt eingestufte Feten handelt.

An unseren 65 frühfetalen Gehirnen war stets eine Furchungstendenz der Rinde erkennbar. Sie ist im limbischen System und im Occipitalhirn am ausgeprägtesten und zeigt große individuelle Schwankungen.

Entwicklungsvorgänge der Nervenzellen und Ausdifferenzierung von Griseae

Zu Beginn der Frühfetalperiode ist für die tieferen Hirnzentren bis zum Zwischenhirn die Migrationsphase, d. h. die Wanderung der nervösen Zellelemente von der Matrix an den Ort ihrer Bestimmung, weitgehend abgeschlossen. Die Literatur ist in einer Arbeit von KAHLE (1956) zusammengestellt. Im Endhirn laufen hingegen noch Migrationsvorgänge ab.

Die Entwicklung der Nervenzellen selbst geht jedoch mit der Ausdifferenzierung der einzelnen Griseae keineswegs parallel. Vielmehr setzt die Umwandlung von kleinen, indifferenten Rundzellen, die eine Unterscheidung in Nerven- oder Gliazellen noch nicht zulassen, in die endgültigen Zellformen in der Regel später ein.

In letzter Zeit hat RICHTER (1965) eine Untersuchung über die „Heterochronie der Reifung von Nervenzellen in den Derivaten des Subthalamus und Ganglienhügels" vorgelegt. Er konnte erst vom 5. Monat an Reifeerscheinungen im H.-E.- und Nissl-Präparat feststellen und betont, daß bis zum 4. Monat „sichere Nervenzellen" im Corpus subthalamicum Luys und in beiden Gliedern des Pallidum nicht gefunden werden konnten. Zur Entwicklung des Pallidum gab KODAMA (1927) an, daß bereits beim 3 cm langen Embryo die Zellen lockerer angeordnet sind und eine weitergehende Differenzierung als im Gebiet des Putamen aufweisen und beim 10 cm langen Embryo die meisten Neuroblasten schon die Formen von Ganglienzellen mit protoplasmatischen Fortsätzen zeigen. Leider ist hier — wie oft in der Literatur — nicht angegeben, ob es sich um die Scheitel-Steiß- oder Scheitel-Fersen-Länge handelt.

Für eine solche Vergleichsuntersuchung von Zellreifungsvorgängen hat sich an unserem Material herausgestellt, daß die üblicherweise gebrauchte Hämalaun-Eosin-Färbung nicht vorteilhaft ist. Zwar färben sich hierbei die zarten Zelleiber auch an, sie heben sich aber gegen das weitgehend mitgefärbte Neuropil zu wenig ab; mitunter ist die Unterscheidung Neuropil-Zelleib gar nicht zu treffen. Dagegen gibt die Nissl-Färbung als selektive Zellfärbung eindeutigere Ergebnisse. Wir haben deshalb beide Färbungen angewandt; zur Absicherung der Befunde wurden Färbungen nach KLÜVER-BARRERA und Versilberungen nach BODIAN mit herangezogen.

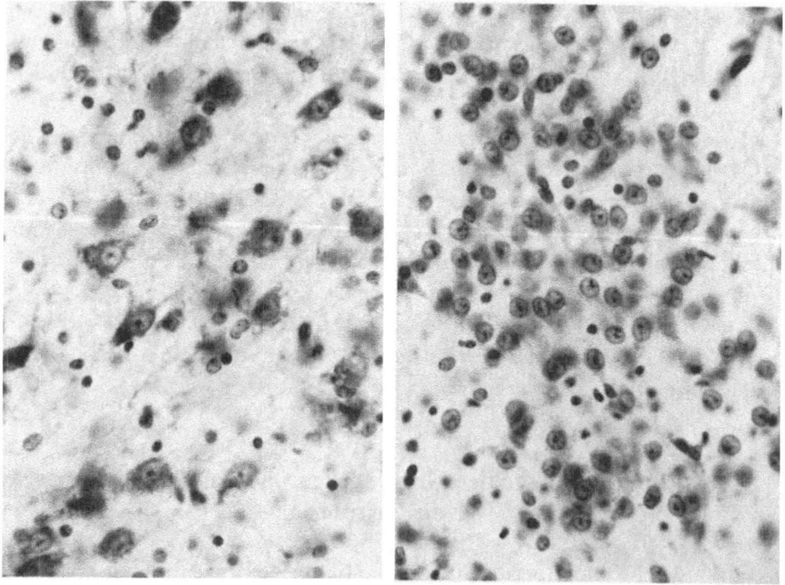

Abb. 3. Nucleus hypoglossus (li.), Nucleus occulomotorius (re.) (F 70 = 19 cm). Klüver-Barrera 300fach

Ein Vergleich unserer Befunde mit den Literaturangaben war aus verschiedenen Gründen schwierig. Zunächst bedingen unterschiedliche Färbemethoden erhebliche Differenzen. Aber auch Angaben über Alter bzw. Länge der Embryonen und Feten können, wie wir oben eingehend darlegten, nur als grobe Orientierung über den Entwicklungsstand angesehen werden. Überdies ist es bis zu einem gewissen Grad von der subjektiven Einstellung abhängig, ab wann eine Nervenzelle als morphologisch „reif" bezeichnet wird. Wir wollen im folgenden lediglich eine Übersicht über den Stand der Zellentwicklung in der von uns untersuchten Periode geben. Eine genaue Darstellung dieser Verhältnisse und vor allem auch die Klärung der Frage, ob die Reifung der einzelnen Grisea immer eine zeitlich festgelegte Reihenfolge oder ob individuelle Variationen möglich sind, bleibt einer späteren Darstellung vorbehalten.

Die Zellen der motorischen Hirnnervenkerne IV—XII sind bei unseren kleinsten Feten von 13 cm Sch-F-L schon voll entwickelt. Sie zeigen typische reife Formen mit bereits darstellbarer Nisslsubstanz in der Art, wie wir es bei adulten Zellen zu sehen bekommen. Eine Ausnahme macht lediglich ein Teil der Zellen des Nucleus oculomotorius, bei ihnen tritt die Ausreifung etwas später, nämlich in den ersten Wochen der Frühfetalzeit ein. Ob sich eine solche Verzögerung gegenüber den anderen Hirnnervenkernen etwa dadurch erklärt, daß die Ausreifung der Hirnnervenkerne von caudal nach cranial abläuft und sich deshalb beim Nucleus oculomotorius als dem cranialsten Kern bis in die Fetalzeit hinzieht, konnte an unserem Material nicht geprüft werden (Abb. 3).

In den Kerngebieten vom Hirnstamm bis zum Zwischenhirn vollzieht sich während der von uns untersuchten Periode die Entwicklung bis zur vollen Ausreifung, so daß mit Ende der Frühfetalzeit bis zum Globus pallidus gut ausgebildete Nervenzellen vorhanden sind. Diese Ergebnisse stehen mit denen RICHTERs im Einklang; während uns die Angabe KODAMAs über die Ausreifung der Pallidumzellen schon bei 10 cm, selbst bei Berücksichtigung großer individueller Unterschiede zweifelhaft erscheint.

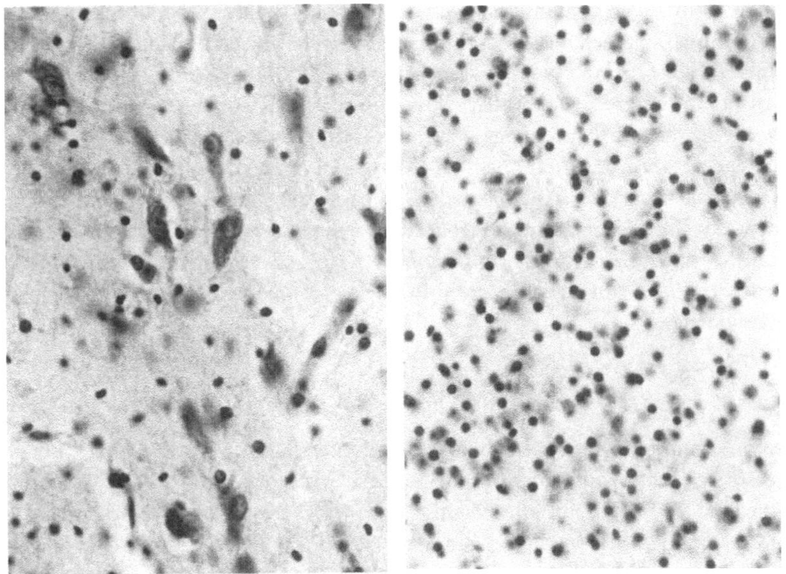

Abb. 4. Globus pallidus (li.) und Putamen (re.) (F 50 = 32 cm). Klüver-Barrera 300fach

Die benachbarten zum Endhirn gehörigen Kerne — Caudatum und Putamen — sind dagegen in ihrer Entwicklung noch wesentlich zurück (Abb. 4). Erst bei Feten von ca. 30 cm Sch-F-L zeigt sich überhaupt eine Andeutung von Plasma um den Kern. Der Zeitpunkt der Ausreifung liegt bei unserem Material z. B. für den Nucleus niger und den Nucleus ruber bei 17 cm, für den lateralen Thalamus und das Corpus subthalamicum Luys bei 19 cm. Derart geringe Unterschiede dürften aber nicht als wesentlich anzusehen sein. Man kann lediglich sagen, daß beim gleichen Feten geringe zeitliche Differenzen in der Reifung der einzelnen Kerne des Mes- und Diencephalons bestehen, daß aber im allgemeinen die Ausreifung dieser Gebiete in der ersten Hälfte der Frühfetalperiode beendet ist.

Die Zellausreifung in der Rinde beginnt dagegen erst in der Spätfetalperiode (Rabinowicz, 1962). Nach unseren Untersuchungen sind lediglich die Nervenzellen des Rindenbandes des Ammonshorns und des Subiculums in der Frühfetalzeit etwa ab einer Sch-F-L von 30 cm voll entwickelt. Bemerkenswert erscheint schließlich, daß die Brückenkernzellen in unseren sämtlichen Präparaten — also noch bei 38 cm Sch-F-L — aus unreifen Rundzellen bestehen.

Als konstanter Befund innerhalb unseres Untersuchungsgutes zeigte sich, daß die Faltungen der Zellbänder von Oliva inferior und Dentatum später erfolgte als die Unterteilung cranialer gelegener Grisea in einzelne Kerngruppen, wie z. B. im Thalamus. Das Dentatum hebt sich bei einer Sch-F-L von etwa 14 cm gerade als Zellverdichtung aus der lockeren, gleichmäßigen Zellanordnung des späteren Kleinhirnmarkes hervor; der Olivenkomplex ist noch nicht ausdifferenziert, wenn auch als dichtes Zellband erkennbar. Während die Olivenfaltung anschließend rasch vor sich geht und schon bei einer Länge von ewa 20 cm abgeschlossen ist, kommt es zur endgültigen Dentatumform erst bei ca. 28 cm.

Jacob (1966) konnte nachweisen, daß solche Faltungen harmonisch koordinierte Vorgänge zwischen Keimmatrixmigration und Fasermatrixentfaltung voraussetzen. Diese Vorgänge scheinen im Dentatumbereich verhältnismäßig leicht störbar zu sein, wie Untersuchungen an Neugeborenen durch Bérard-Badier, Colmant, Jacob, Solcher (1965) zeigten, wobei sich speziell in diesen Grenzzonen Spindel- und Rundzelldysgenesien als Ausdruck einer Fehlkoordination gehäuft fanden.

Im Gegensatz zu der Meinung von Gross, Kaltenbäck und Seitelberger (1962) ergibt sich aus unseren vergleichenden Befunden eine wesentliche Zeitdifferenz zwischen dem Gyrifikationsbeginn des Dentatum einerseits und der Oliva inferior andererseits. Die „teratogenetische Terminationsperiode" (Schwalbe, 1906) für Faltungsstörungen des Dentatum ist danach mindestens einen Monat länger anzusetzen als für die Oliva inferior.

Zur Markscheidenentwicklung

Unsere Kenntnisse über die Bemarkungszeiten bzw. „Markreifung" am menschlichen Gehirn gehen auf die grundlegenden Untersuchungen von Flechsig (1876, 1920) zurück. Er beschreibt die ersten Bemarkungsvorgänge im Rückenmark und in der unteren Hälfte der Medulla oblongata bei einem Feten von 25 cm Länge. Allerdings handelte es sich 1876 um Untersuchungen an ungefärbtem Material. In seiner umfassenden Schilderung von 1920 ist eine Bemarkung am gefärbten Präparat bei einem Feten von 32 cm Länge lediglich in den Hirnstammanteilen zu beobachten. Die cranialsten Bemarkungen stellen „einige Faserzüge in den Basalganglien" dar. „Der Hirnmantel ist vollkommen markfrei." Bei einem Feten von 34 cm Länge zeigen sich „zwischen innerer Kapsel und dem oberen Drittel der Zentralwindung eine spärliche Reihe markhaltiger Fasern. Total marklos sind noch: Die Pyramidenbahn bis hinauf zur Hirnrinde..., der Hirnschenkelfuß und seine Fortsetzung durch die innere Kapsel in die Großhirnrinde".

In einem umfangreichen Atlaswerk haben C. und O. Vogt (1902, 1904) die Markreifung in der Nachgeburtszeit an Hand von acht Kindergehirnen zwischen 14 Tagen und 4 Monaten gezeigt. Leider ist der dazu geplante Text nicht vollständig erschienen. Auch diese Abbildungen zeigen, daß die Markreifung des Endhirns erst nach der Geburt einsetzt.

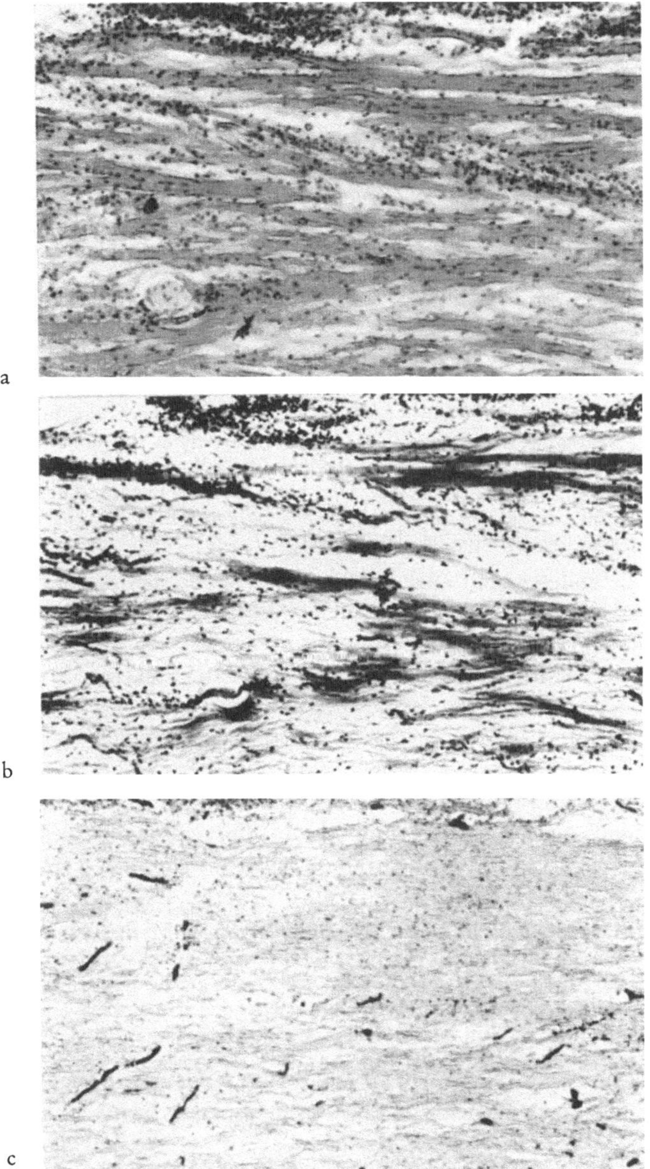

Abb. 5 a—c. Ausschnitte aus der Capsula interna: a H.-E., b Klüver-Barrera, c Heidenhain-Wölcke (F 15 = 24 cm). 90fach

Nach diesen Befunden waren in unserem Material von vornherein noch keine Darstellungen der Markscheiden mit den üblichen Färbemethoden zu erwarten, abgesehen von einigen Gebieten bei unseren größten Feten. Das bestätigte sich durchaus in einer

Reihe von Präparaten, die nach der Markscheidenmethode von Heidenhain-Wölcke gefärbt waren. Hier zeigte sich noch keinerlei Anfärbung im Großhirn- oder Stammganglienbereich. Auffallend war jedoch eine leichte, diffuse, rosarote Anfärbung bei Hämalaun-Eosin-Färbung der Capsula interna, in Markanteilen innerhalb der Stammganglien, in der Radiatio optica, den Hirnschenkeln, dem Tractus mammillothalamicus, der Commissura anterior und in den Kleinhirnstielen schon bei wesentlich kleineren Feten. Auch mit der Methode von Klüver-Barrera war es möglich, in diesen Bereichen eine gute Anfärbung von Fasern zu erreichen, die nach Aussehen und Lage den später bemarkten Leitungsbahnen entsprachen (Abb. 5). Dieses färberische Verhalten war um so eindeutiger, als es elektiv die angeführten Gebiete betraf und sie deutlich von der Umgebung abhob. Daß es sich nicht dabei um eine Anfärbung noch hüllenloser Achsencylinder handelte, ließ sich nachweisen. Die mit der Färbung nach Bodian erkennbaren Achsencylinder z. B. im Gebiet der Assoziationssysteme hätten sonst ebenfalls eine Anfärbung mit Klüver-Barrera und H.-E. ergeben müssen.

Bei der Klüver-Barrera-Färbung handelt es sich um die Darstellung von Markscheiden unter Verwendung von Luxol Fast Blue, einem Kupferphtalocyanin, anstelle von alkoholischer Haematoxylinlösung. Die Nervenzellen werden im gleichen Arbeitsgang mit Kresylviolett ebenfalls gefärbt. Nach Puchtler und Peters (1963) handelt es sich um keine Fettfärbung im üblichen Sinn; es kommt wahrscheinlich zu keiner Ionen-Reaktion mit dem Substrat, doch werden Proteine bei der Färbung mit erfaßt. Dies käme der Meinung von Diezel (1957) nahe, der annimmt, daß mit den klassischen Markscheidenmethoden Eiweißkörper reagieren, während das Erfassen von Phospholipoiden dabei zweifelhaft ist.

Aus diesen Befunden ist mit aller Vorsicht zu schließen, daß sich im fetalen Gehirn schon vor der Markscheidendarstellung mit den klassischen Methoden eine Art Vorstadium der Myelinisierung erfassen läßt, die als eosinophile und Luxol Fast Blue-positive *Prämyelinisierung* zu bezeichnen wäre. Allerdings müßten zur weiteren Differenzierung histochemische Methoden angewandt werden, die ein entsprechend vorbehandeltes Material bedingen, welches uns nicht zur Verfügung stand. Immerhin lassen unsere Befunde erwarten, daß histochemische Untersuchungen am fetalen Material neue Erkenntnisse über frühe Myelinisationsvorgänge des menschlichen Gehirns bringen und zugleich weitere Einblicke in die zeitlich unterschiedliche Markreifung einzelner Fasersysteme des Zentralnervensystems gestatten werden.

Den Terminus „Prämyelin" benutzten bereits Wohlwill, Bernstein und Yakovlev (1959). Sie wollen damit ebenfalls eine Phase in der normalen Myelinbildung bezeichnen. In ihrem Fall handelte es sich um ein über zwei Jahre altes Kind, welches an einer leukodystrophieähnlichen Krankheit verstorben war. Auf Grund von Besonderheiten nahmen die Autoren aber an, daß es sich um keinen Myelinabbau gehandelt hat, sondern eine Hemmung der Myelinisierung bestand, so daß die Markscheiden in einem unreifen Zustand verblieben waren.

Zur Entwicklung der Commissurensysteme

Während der Embryonalzeit und bis in die Fetalperiode hinein ist eine Verbindung zwischen den beiden Endhirnhemisphären im frontalen Bereich lediglich durch die primäre Balkenanlage und die Commissura anterior im Gebiet der Lamina terminalis gegeben. Über den III. Ventrikel spannt sich nur eine Epithelschicht, die Lamina chorioidea epithelialis ventriculi tertii.

In die von uns untersuchte Entwicklungsspanne fällt die gewaltige Vergrößerung des Balkens in caudaler Richtung. Er schiebt sich innerhalb kurzer Zeit über den dor-

salen Abschluß des gesamten III. Ventrikels. MARCHAND (1891), HIS (1904), ZUCKER-
KANDL (1909) u. a. nahmen an, daß dabei eine Verwachsung der medialen Hemi-
sphärenwände eintritt, durch welche später die Neurone ihren Weg nehmen. GOLD-
STEIN (1903), HOCHSTETTER (1919) u. a. lehnten eine solche Entstehungsweise ab.
Nach ihnen kann die Vergrößerung nur durch ein Wachstum der primären Balken-
anlage bzw. durch Einwachsen von Commissurenfasern vor sich gehen. Eine kritische
Zusammenfassung der älteren Literatur verdanken wir MINGAZZINI (1922). ROSEN-
THAL-WISSKIRCHEN (1967) ist in jüngster Zeit bei der Untersuchung von Balken-

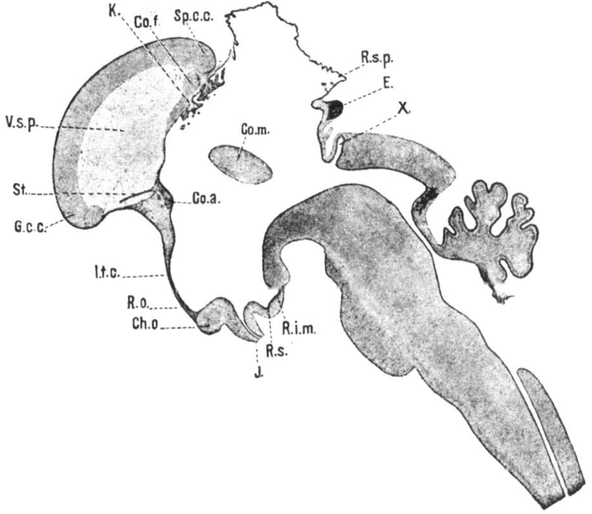

Abb. 6. Balkenentwicklung nach HOCHSTETTER (1919). Medianschnitt durch das Gehirn von L 3
(St. Sch. L. 125 mm). (Vergr. 4·5f)

Sp. c. c.	= Splenium corporis callosi		R. s. p.	= Recessus suprapinealis
Co. f.	= Commissura fornicis		E.	= Epiphysis
K.	=} Reste frühembryonaler		X.	= Ausladung des Mittelhirnhohlraumes
St.	=} Strukturen		Co. m.	= Commissura media
V. s. p.	= Ventriculus septi pellucidi		Co. a.	= Commissura anterior
G. c. c.	= Genu corporis callosi		R. i.m.	= Recussus inframammillaris
R. o.	= Recessus opticus		R. s.	= Recussus saccularis
Ch. o.	= Chiasma opticum		I. t. c.	= Lamina terminalis cinerea
I.	= Infundibulum			

mangelfällen auch auf die Balkenentstehung eingegangen. Dabei vertritt sie ebenfalls
die — jetzt wohl allgemein anerkannte — Intussusception, d. h. die Vergrößerung
geschieht durch Einwachsen neuer Neurone in fronto-occipitaler Richtung. Die anatomischen Verhältnisse werden in der Abb. 6 aus dem Hochstetterschen Atlas von 1919
anschaulich dargestellt.

Auf frontalen Schnitten unserer Fälle zeigt sich vor Beendigung der Balkenwachs-
tumsphase, also bis zu einer Sch-F-L von ca. 35 cm, die in Abb. 7 dargestellte Situation
mit der blasenförmig nach dorsal vorgewölbten Lamina chorioidea epithelialis ventriculi tertii. Besonderes Interesse wurde vor allem von klinischer Seite der Hohlraum-
bildung im Septum pellucidum entgegengebracht. Die Inkonstanz des Cavum septi

pellucidi beim Erwachsenen läßt fragen, ob und wie weit es sich hier um eine Fehlbildung handelt, zumal manche Autoren vermuten, daß das Bestehen eines Cavum septi pellucidi als Hinweis auf weitere Entwicklungsstörungen des Zentralnervensystems anzusehen ist (KÖTTER, 1936; BANNWARTH, 1939; BROBEIL, 1947).

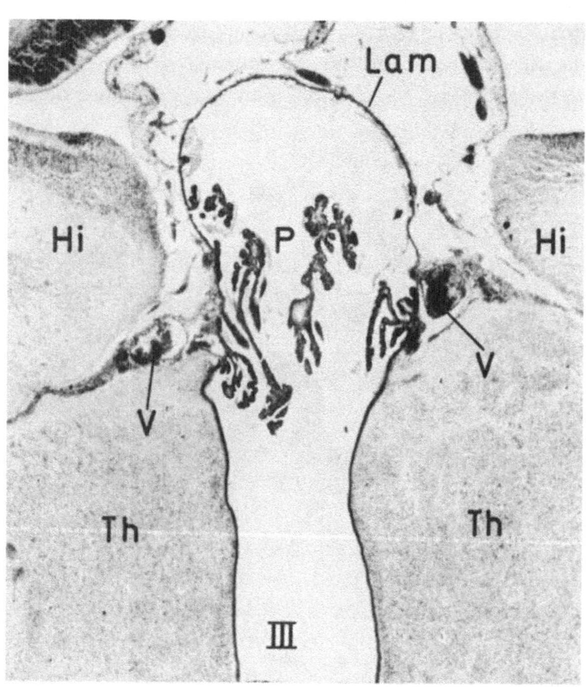

Abb. 7. Frontalschnitt. Der III. Ventrikel ist nach dorsal durch die Lamina chorioidea epithelialis abgeschlossen. (F 5 = 17 cm). H.-E. 11,5fach

Hi = Hippocampus	Th = Thalamus
Lam = Lamina chorioid. epith.	V = Vv. cerebri int.
P = Plexus	III = III. Ventrikel

Die Genese des Septum pellucidum ist ebenso unklar wie die des Balkens. Man hat einerseits die Balken- und Septumentstehung auf primäre Verbindungen zwischen beiden Hemisphären zurückgeführt, andererseits eine sekundäre Verwachsung der medialen Hemisphärenwände vermutet. Dementsprechend ergeben sich unterschiedliche Theorien über die Ursache der Cavumbildung: sowohl Gewebsspannungen bei der Vergrößerung des Commissurensystems wurden unterstellt, als auch Aussparungen während der Verklebungsvorgänge der Hemisphärenwände. Eine ausführliche Literaturübersicht hat zuletzt LIBER (1938) gegeben.

Auf eine Besonderheit bei der Bildung des Cavum septi pellucidi ist erstmals HOCHSTETTER (1919) eingegangen. Er sah bei Feten ab einer Scheitel-Steiß-Länge von 87 mm in der Commissurenplatte Hohlräume, die nach ihrer Lage dem Cavum septi pellucidi entsprachen. Hierzu bemerkte er: die „... Zellen zeigen zum großen Teile zwei oder mehr Fortsätze ihres Protoplasmaleibes, die vielfach mit ähnlichen Fortsätzen von benachbarten Zellen in Verbindung stehen. Zwischen den Zellen aber befinden sich Räume, die im Leben sicher mit Flüssigkeit gefüllt waren. Zwischen den mit Fortsätzen versehenen Zellen finden sich aber allenthalben auch solche von rundlicher Gestalt, die ähnlich aussehen wie kernhaltige rote Blutkörperchen, und zahlreiche derartige Zellen finden sich, zum Teil mehr oder weniger dicht aneinander gelagert, auch im Inneren der als Anlage des Ventriculus septi pellucidi bezeichneten Räume. Die Zellen sind aber nicht alle ganz gleich gebildet. Einzelne von ihnen sind größer und besitzen zwei Kerne. Andere wieder, die durch ihre Größe besonders auffallen, lassen in ihrem Inneren je eine, verschieden große Vacuole erkennen, die so groß werden kann, daß der Kern der Zelle an die Wand gedrückt erscheint ... Die Stränge, welche das Lumen des Hohlraumes zu unterteilen scheinen, sind in Wirklichkeit aus platten Zellen gebildete dünne Septen, die allerdings an der einen oder anderen Stelle vollkommen sein können."

SPATZ hat bei einer kurz vor der Geburt stehenden Katze im Bereich des Septum pellucidum eine Ansammlung von gliösen Gitterzellen festgestellt (persönliche Mitteilung).

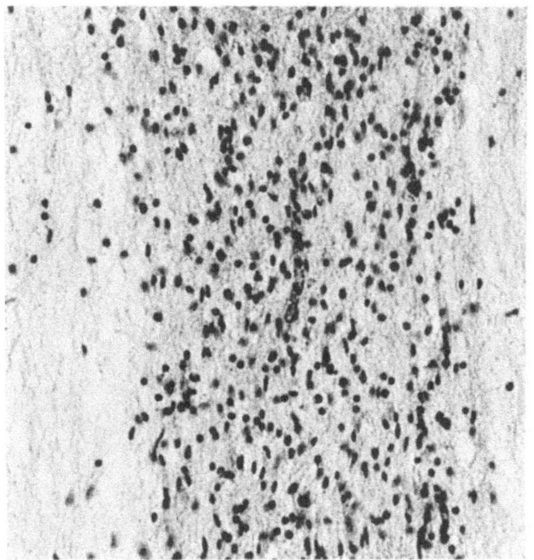

Abb. 8. Zelldichter Streifen in der Mittellinie des Septum pellucidum (F 7 = 29 cm). H.-E. 140fach

LARROCHE u. BAUDEY (1961) haben Abbildungen solcher Zellen gebracht und vermutet, daß es sich um gliöse Elemente handelt; zuweilen sahen sie Makrophagen. LISS u. MERVIS (1964) sind mit histologischen und histochemischen Methoden der Frage nach dem Ursprung der das Cavum septi pellucidi auskleidenden Zellen nachgegangen. Danach seien beim Addulten die Auskleidungen des Cavums und der Seitenventrikel identisch, beim Kind fehle dagegen der Ependymbelag. Ein Vergleich der Enzymaktivität der Auskleidungen von Cavum und benachbartem Ventrikel ergab Unterschiede beim Neugeborenen, die sich aber mit zunehmendem Alter ausglichen. Die Autoren schließen daraus, daß es sich bei den Wandzellen des Cavum septi pellucidi um Gliazellen handelt, die sich morphologisch und funktionell Ependymzellen angeglichen haben. OLIVEROS (1965) vermutet nach Serienschnittuntersuchungen menschlicher Gehirne, daß sich die typischen Ependymzellen an der Oberfläche des Cavum septi pellucidi unabhängig von der Auskleidung des Ventrikelsystems entwickeln; dies sei durch die multipotenten Entwicklungsmöglichkeiten der neuroektodermalen, spongioblastischen Elemente gegeben.

Bei Durchsicht unserer Präparate fanden wir im an und für sich zellarmen Septum pellucidum konstant einen auf den Frontalschnitten genau median liegenden breiten Streifen, in dem die Zellkerne wesentlich dichter lagen als in der Umgebung (Abb. 8). Wir meinen auch, auf den Figuren 13 und 14 des Hochstetterschen Werkes (1919) derartige Streifen angedeutet zu sehen, doch ist HOCHSTETTER hierauf nicht eingegangen. Natürlich erhebt sich die Frage, ob es sich hierbei um Zellmaterial für die Septumkerne handelt. Nach BROCKHAUS (1942) wird unter Septum „stets der ventrale (phylogenetisch alte), Nervenzellen und -fasern enthaltende und daher dickwandige Anteil verstanden. Das Septum pellucidum dagegen erstreckt sich dorsal zwischen diesem Teil und der Balkenfaserung und ist phylogenetisch erst später (C. U. ARIËNS KAPPERS) durch das Wachstum der Commissurenplatte — vor allem des Balkens — in sagittaler Richtung entstanden (HOCHSTETTER). Es ist nahezu frei von Nervenzellen und arm an Nervenfasern, daher ausgesprochen dünnwandig". Beim Feten ist aber eine sichere Abgrenzung zwischen Septum und Septum pellucidum noch nicht möglich. Über die Matrixverhältnisse speziell dieses Gebietes ist unseres Wissens nichts bekannt. Der von uns geschilderte zellreiche Streifen ist aber auch im dorsalen Anteil konstant vorhanden und liegt sicher noch im Bereich des späteren Septum pellucidum.

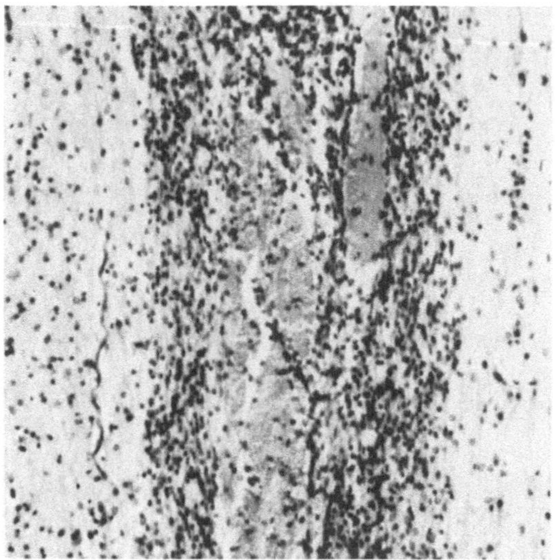

Abb. 9. Mit Plasma oder Blut gefüllte Cysten in der Mittellinie des Septum pellucidum (F 21 = 26 cm). H.-E. 140fach

Dieser Streifen war in unserem Material nur in wenigen Fällen solide. Vielmehr fanden sich meist anscheinend fortschreitende Veränderungen, die sich anfänglich als schmale, mit Plasma oder Blut angefüllte Spalten darstellten (Abb. 9). In einem zeitlich offensichtlich folgenden Stadium waren diese Hohlräume wesentlich größer und — möglicherweise durch die technische Behandlung — weitgehend entleert. Im Spätstadium lag ein von dorsal nach basal langgestrecktes Lumen vor, das gegen den Balken zu oft eine Erweiterung zeigte (Abb. 10). In diesem dann eindeutig als Cavum septi pellucidi zu deutenden Raum lagen am Rande meist Zellen, die — nach ihrem Aussehen vorläufig und lediglich descriptiv verstanden — als „Gitterzellen" bezeichnet

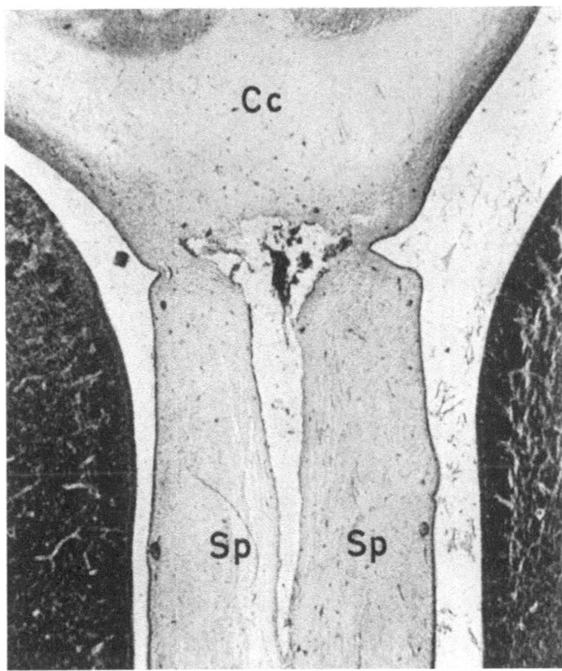

Abb. 10. Cav. sept. pell. in endgültiger Ausbildung (F 18 = 19 cm). H.-E. 11,5fach

werden sollen (Abb. 11). Diese großen runden Zellen waren häufig mehrkernig; im Zelleib fanden sich vereinzelt offensichtlich phagocytierte Substanzen. Bei Hämalaun-Eosin-Färbung zeigte das Plasma eine gleichmäßige, wabige Struktur, bei Sudan-schwarz-Färbung sah man mitunter größere helle Vacuolen; Färbungen nach KLÜVER-BARRERA und PAS ergaben keine positiven Farbreaktionen. Sudanschwarz-B erbrachte keinerlei Anhalt für Lipide oder deren Abbauprodukte. HALLERVORDEN (1961) hat unter Berücksichtigung histochemischer Untersuchungen darauf verwiesen, daß im embryonalen und fetalen Gehirn Cerebroside, Sphyngomieline und das Neurokeratin noch fehlen; sie entwickeln sich erst bei der Myelogenese. Es ist somit fraglich, ob in unserem Material überhaupt schon Sudanschwarz-positive Substanzen zu erwarten sind.

Nach occipital geht das Cavum septi pellucidi bei einem Teil unserer schon weiter entwickelten Gehirne sicher in das Cavum Vergae über. Eine Aussage über die Häufigkeit und den Zeitpunkt, zu dem diese Verbindung auftritt, ist uns wegen der erwähnten artefiziellen Zerstörungen in diesem Gebiet nicht möglich.

Unsere Befunde gestatten einige Überlegungen und Schlüsse zur Genese des Cavum septi pellucidi. Septum und Septum pellucidum gehören zum Archipallium. Sie beziehen ihr Zellmaterial, wie das gesamte Großhirn, aus der ventrikulären Matrix. Durch das Einwachsen des Balkens komplizieren sich jedoch die Verhältnisse erheblich. KAHLE (1962) beschreibt dies folgendermaßen:

„Der Palaeocortex und der Hippocampus bleiben im Wachstum gegenüber dem Neocortex zurück und die daraus resultierende Umkehrung der Größenverhältnisse vom 5. Monat an, führt zu einer scheinbaren Reduktion. Die oralen und vor allem

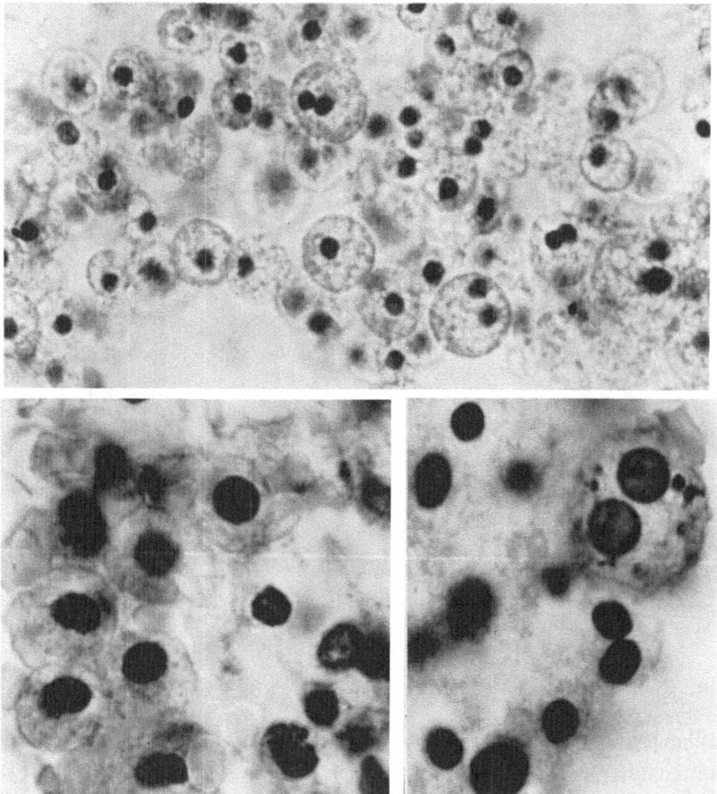

Abb. 11. Zellen aus dem Cav. sept. pell. (F 25 = 30 cm). H.-E. Oben: 560fach, unten: 1400fach

die mittleren Anteile des Archipalliums dagegen sind im 5. Monat weit besser ausgebildet als im reifen Gehirn. Hier kommt es tatsächlich zu einer echten Rückbildung, die durch die Entwicklung des Balkens verursacht wird. Während im caudalen Teil des Archipalliums der Zusammenhang zwischen Matrix und zugehörigen grauen Bezirken erhalten bleibt, schieben sich im oralen Bezirk die Fasermassen des Balkens zwischen beide. Der über dem Balken gelegene Teil des Ammonshornes bildet sich vom 5. Monat an weitgehend zurück und ist schließlich nur noch als sogenanntes Induseum griseum nachweisbar. Die mediale Ventrikelwand bedeckt dann die Fasermassen des Balkens und die ursprünglichen Beziehungen zwischen ventrikulärer Matrix und Rinde sind nicht mehr zu erkennen. Wenn man also von einer Ventrikelfläche des Balkens spricht, muß man berücksichtigen, daß diese topographischen Beziehungen sekundärer Natur sind und der gesamte ventrikuläre Bereich des Balkens in Wirklichkeit zum Archipallium gehört."

Unseres Erachtens ist anzunehmen, daß Zellmaterial auch von der Ventrikelmatrix nach medial zum Septum wandert, zumal, wie von KAHLE beschrieben, der Weg nach dorsal durch die einwachsenden Balkenfasern verlegt wird. JACOB (1966) hat diesen Vorgang als einen Wettstreit zwischen Balken- und Rindenentwicklung charakterisiert. Danach kann eine Störung der beiden zeitlich aufeinander abgestimmten Vorgänge — und das gilt grundsätzlich für alle „poliomyelencephalen Grenzzonen", zu welchen auch der Cingulum-Induseum griseum-Balken-Bereich gehört — zu entsprechenden mehr oder weniger ausgeprägten „Dysgenesien" führen. Ob den Mittellinienzellen des Septums ursprünglich Potenzen für die Entwicklung von Rindenmaterial innewohnen — dies käme der Ansicht von der Verklebung medialer Wandpartien bei der Entstehung von Balken und Septum pellucidum nahe — oder ob es noch polyvalente Zellen sind, die lediglich an ihrer normalen Abwanderung nach dorsal gehindert sind, bleibt offen. Auf jeden Fall bilden sich im Septum pellucidum in der Regel keine nervösen Strukturen aus, vielmehr häuft sich ein überschüssiges, vermutlich eher gliöses Zellmaterial in der Medianebene an. Die topographischen Verhältnisse sind in der Abb. 12 dargestellt. Das weitere Schicksal dieser „Überschuß-

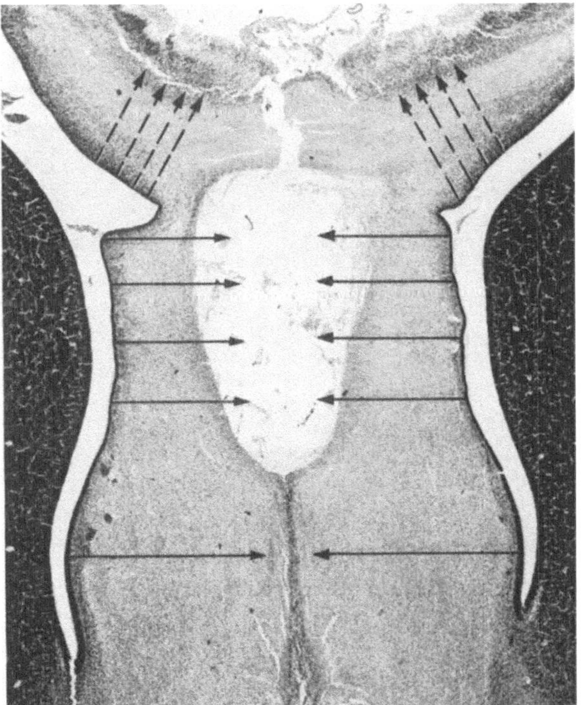

Abb. 12. Septum pellucidum mit Cavum. Basal vom Cavum ist die mediale zelldichte Linie zu erkennen. (F 52 = 20 cm). H.-E. 20fach. Unterbrochene Pfeile: Weg der Zellen von der Matrix zum Induseum griseum, der von der Fasermatrix des Balkens bzw. der Balkenfaserung verlegt wird. Ausgezogene Pfeile: Abwanderung von der Matrix ins Septum, die medial zur Zellanhäufung führt

bildung" läßt sich mit den von ERNST (1926) dargelegten Befunden erklären, nach denen es bei Embryonen von Tier und Mensch regelmäßig an verschiedensten Stellen, besonders aber im Zentralnervensystem, zu Zellzerfallsvorgängen kommen kann. Die Ursachen solcher „bioreduktiver Vorgänge", die bezeichnenderweise am Ort von

„Verklebungen", Falten und Wülsten auftreten, sieht er in stärkerer mechanischer Beanspruchung und in der Unterbrechung und Änderung des die Zellen umspülenden Saftstromes. In jüngster Zeit wurden diese Ansichten von SAUNDERS (1966) erneut vorgetragen. Er kommt unter Berücksichtigung morphologischer, biochemischer und genetischer Daten zu dem Ergebnis, daß der embryonale Zelltod und der Untergang von Geweben, Organen und Organsystemen ein programmiertes morphogenetisches Ereignis darstellt.

Auf Grund der geschilderten Vorgänge darf die Entwicklung des Cavum septi pellucidi mit Sicherheit von jenen Bildungen unterschieden werden, die man unter dem Begriff der Dysraphie versteht. Insofern stehen unsere Ergebnisse auch im Widerspruch zu den Anschauungen von KOCH, KRISCHEK u. TIWISINA (1957), GRAHAM u. PETERS (1964), nach welchen die Cavumbildung mit dysraphischen Vorgängen erklärt wird. Beim Cavum septi pellucidi handelt es sich vielmehr um eine sekundäre Höhlenbildung, während bei Dysraphien ein primär mangelhafter Schluß hauptsächlich von Strukturen in der Körpersymmetrieebene vorliegt.

In diesem Zusammenhang ist auch auf die bei Embryonen einer Scheitel-Steiß-Länge von 15—20 cm, weniger konstant bis 24 cm Länge von ESSICK (1915) und auf die von ARIËNS KAPPERS (1923) auch bei einem Feten von 27 cm Länge beschriebenen

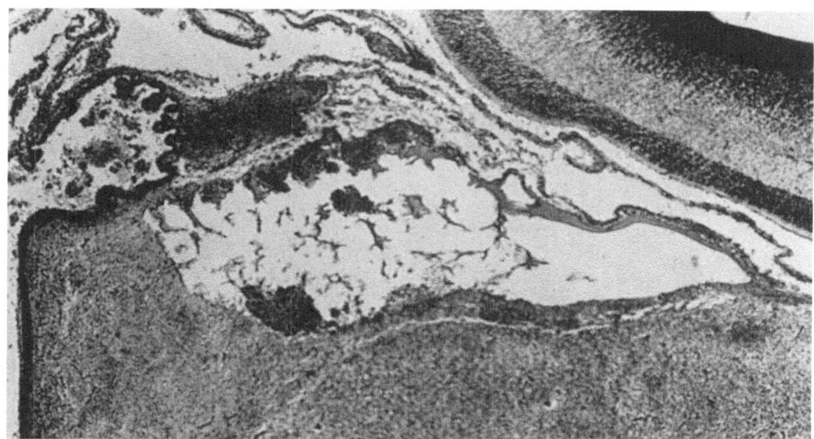

Abb. 13. Subependymale Cystenbildung über dem Thalamus. (F 69 = 13 cm). H.-E. 38fach

bilateralen symmetrischen Höhlen in der Substanz des Corpus striatum hinzuweisen. KODAMA (1927) schilderte bei Embryonen von 1,5 cm bis 10 cm Länge transitorische Hohlräume, die nicht nur auf das Gebiet des Ganglienhügels beschränkt waren, sondern sich auch in der Wand des III. und IV. Ventrikels fanden. Diese Hohlräume enthielten meistens große, protoplasmareiche Zellen und KODAMA nahm ebenso wie ESSICK phagocytäre Funktionen für sie an. Nach systematischer Suche konnte HOCHSTETTER (1929) bei seinen Embryonen gleichartige subependymale Cysten am inneren Kleinhirnwulst, Zwischenhirn, Thalamus und ebenfalls am Streifenhügel regelmäßig finden. Diese Cysten verschwanden nach verhältnismäßig kurzer Zeit wieder spurlos. Er verweist darauf, daß diese „Cysten mit ihren Resten von Septen und mit ihrem aus Flüssigkeit und Rundzellen bestehenden Inhalt" lebhaft an die erste Anlage des Ventriculus septi pellucidi erinnern.

Wir selbst sahen bei einem 13 cm langen Feten (F 69) derartige symmetrische Cystenbildungen über den Thalami (Abb. 13). Diese Cysten waren mit Plasma und Erythrocyten gefüllt und lagen subependymal. Stellenweise waren sie nur noch von der Tela chorioidea im Bereich der Lamina affixa bedeckt. Gitterzellen, wie wir sie im Cavum septi pellucidi sahen, waren jedoch nicht vorhanden. Es muß offen bleiben, ob es sich hierbei um einen Befund handelt, der den von Essick, Kappers, Kodama und Hochstetter mitgeteilten Veränderungen entspricht.

Unsere Befunde gestatten es, im Zusammenhang mit der angeführten Literatur, die Entstehung des Cavum septi pellucidi als eine der häufigsten Dysgenesien an „poliomyelencephalen Grenzzonen" (Jacob) aufzufassen. An dieser Stelle wird jedoch das dysgenetische Zellmaterial durch einen „bioreduktiven Vorgang" (Ernst) beseitigt.

Über den Plexus chorioideus der Frühfetalzeit

J. Ariëns Kappers (1958, 1966) hatte an 55 Embryonen und Feten im Alter von 6 Wochen bis 5¹/₂ Monaten, entsprechend einer Scheitel-Steiß-Länge von 15—186 mm (die Länge des Feten von 5¹/₂ Monaten ist nicht angegeben), die Entwicklung der Seitenventrikelplexus untersucht. Er fand, daß der Plexus während seiner Entwicklung drei morphologisch unterscheidbare Phasen erkennen läßt. In der ersten Phase, die bis in die zweite Hälfte des 3. Monats reicht, ist der Plexus durch ein mehrreihiges Cylinderepithel ausgezeichnet; das Stroma der Plexusanlage gleicht dem pia-arachnoidealen oder endomeningealen Mesenchym. Während dieser ersten Phase, in der noch keine Zotten vorhanden sind, ist das Plexusstroma ein Ort intensiver Blutbildung. Mit 8 Wochen beginnt sich das Bild des Plexus zu wandeln. Er wächst beträchtlich und wird lobulär. In der zweiten Hälfte des 3. Monats füllt der Plexus nahezu die gesamten Seitenventrikel aus. Das mehrreihige Epithel bildet sich in ein einschichtiges um. Dies beginnt am distalen Teil. Noch in der Zeit der ersten Phase kann man Vacuolen in den basalen Zellanteilen beobachten, die Glykogen enthalten. Vor kurzem wurden von Schmidt (1965) die offenbar gleichen Veränderungen des Plexusepithels als „hydropische Schwellung" beschrieben, zu Unrecht jedoch als pathologisch angesehen und als Ursache des Hydrocephalus hypersecretorius gedeutet. Im 4. Monat setzt nach J. Ariëns Kappers langsam und individuell unterschiedlich die Umwandlung in die 3. histogenetische Periode ein. Die Ausdehnung geht im Verhältnis zu derjenigen des Ventrikels zurück; es zeigen sich echte Zotten bei verhältnismäßig wenig Grundsubstanz. Diese Entwicklung läuft vom Zentrum zur Peripherie ab. Die Kerne der Epithelzellen liegen jetzt mehr zentral, eine Lokalisation, die dem adulten Kern entspricht; gleichzeitig nimmt der Glykogengehalt offenbar rasch ab.

Ariëns Kappers verweist auf Tiedemann (1816), Luschka (1855), Kollmann (1861), Loeper (1904), Goldmann (1913), Askanazy (1914) und Schmidt (1929), die dem Plexus eine nutritive Funktion für das Gehirn zugeschrieben haben. Er selbst meint, daß die entscheidende Funktion des Plexus in der ersten Phase in der Blutbildung zu suchen sei; die besondere Funktion der zweiten Phase sei ungeklärt.

Wir konnten an unserem Material die Befunde von J. Ariëns Kappers am Seitenventrikelplexus weitgehend bestätigen. Die erste Phase der Plexusentwicklung bekamen wir nicht mehr zu sehen. Wir fanden fast durchweg die zweite Phase (Abb. 14, 15) und nur bei einem Teil unserer größten Feten Übergänge von der zweiten zur dritten Phase. Hier waren in den oralwärts gelegenen Anteilen schon Übergänge zur dritten Phase deutlich, während caudalwärts noch das Bild der zweiten Phase bestand. Danach ist zu vermuten, daß die Umwandlung von oral nach caudal abläuft. Wir glauben den Zeitpunkt der Umwandlung, auch bei Berücksichtigung der großen

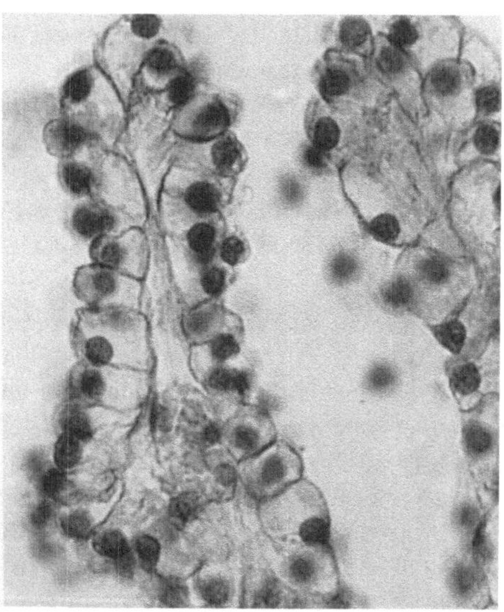

Abb. 14. Plexusepithelzellen der 2. Entwicklungsphase im Seitenventrikel. (F 36 = 20 cm). H.-E. 540fach

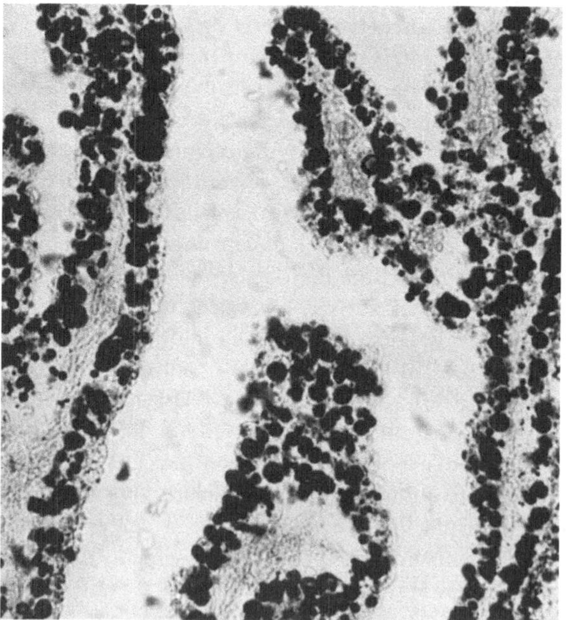

Abb. 15. Glykogen im Epithel des Seitenventrikelplexus der 2. Entwicklungsphase. (F 64 = 38 cm). 225fach

individuellen Schwankungsbreite, im Mittel doch etwas später als J. Ariens Kappers, nämlich in die Spätfetalperiode legen zu müssen. Dies würde auch den Befunden von Schmidt (1965) entsprechen, der eine Häufung seiner „hydropischen" Epithelzellen unter den Frühgeburten fand, während bei ausgetragenen Kindern derartige Zellen seltener waren.

Die Speicherung von Glykogen in den Epithelzellen des Seitenventrikelplexus von Rattenembryonen hatte E. Goldmann bereits 1913 genau beschrieben und abgebildet. Bei erwachsenen Tieren fehlte das Glykogen. Hierzu sind Befunde von Cancilla, Zimmermann und Becker (1966) beachtenswert. Die Autoren sahen bei Ratten vom 3. Tag vor der Geburt an ein schnelles Schwinden des Glykogens im Cytoplasma der Plexusepithelien, gleichzeitig ging die Reifung der Zellen weiter und es trat eine Adenosin-Triphosphatase-Aktivität auf. Mit der gleichzeitigen Zunahme der Mitochondrien und des endoplasmatischen Retikulums kam es auch zu einer Verstärkung der Diaphorase- und Dehydrogenase-Aktivität.

Der Plexus des III. Ventrikels hingegen bot in allen Fällen, also ab 13 cm Sch-F-L, bemerkenswerterweise das Bild eines Adulten. Hier fehlen die großen, hellen Epithelzellen völlig. Glykogen konnte dementsprechend in keinem der untersuchten Fälle im Plexus ventriculi tertii gefunden werden.

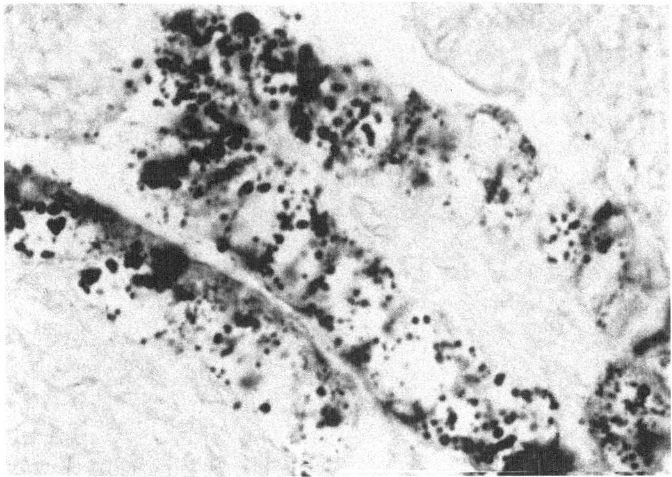

Abb. 16. Umschriebene glykogenhaltige Bezirke im Plexus chorioideus des IV. Ventrikels. (F 48 = 23 cm). 560fach

Dagegen fanden sich die hellen Epithelien im Plexus des IV. Ventrikels in einer Reihe von Fällen; dann allerdings auf umschriebene Bezirke beschränkt. In diesen Gebieten, deren Zustand der zweiten Entwicklungsphase des Seitenventrikels entspricht, gelang auch der Nachweis von Glykogen. Das Glykogen füllte aber nicht wie im Seitenventrikelplexus die Epithelzellen mit massiven Kugeln aus. Vielmehr fanden sich meist nur an den Zellwänden feine, staubförmige Niederschläge; falls Kugeln im Zellinneren vorhanden waren, waren sie wesentlich kleiner als im Seitenventrikelplexus (Abb. 16). Unsere Befunde am Plexus des IV. Ventrikels waren nicht auf die jüngsten Feten beschränkt, sondern verteilen sich auf alle untersuchten Größen. An Hand von Embryonen müßte der Frage nachgegangen werden, ob eine den Verhältnissen im Seitenventrikelplexus vergleichbare Glykogenanreicherung auch im Plexus des IV. und evtl. auch des III. Ventrikels in früheren Entwicklungsphasen einsetzt und die geringen Glykogenmengen in wenigen Zellgruppen des Plexus des IV. Ventrikels lediglich auf individuelle zeitliche Schwankungen, d. h. in diesem Falle eine relative Entwicklungsverzögerung, zurückgeführt werden müssen. Aber auch unter diesen Voraussetzungen würden die lokalen Tempounterschiede in der 3-Phasen-Entwicklung des Plexus von ARIËNS KAPPERS recht bemerkenswert bleiben.

ARIËNS KAPPERS (1958) hat unseres Wissens erstmals auf extramedulläre Blutbildungen im Plexus chorioideus hingewiesen. Er stellte fest, daß es in der ersten Entwicklungsphase des Seitenventrikelplexus zu intraplexonaler Blutbildung kommt, die aber für die zweite histogenetische Entwicklungsphase schon nicht mehr charakteristisch sei. Zur Blutbildung käme es besonders in den Plexuswurzeln. Dabei handelt es sich nicht um eine Hämocytopoese, sondern es liegt eine echte Erythropoese vor (1966).

In unserem Material fand sich noch eine extramedulläre Blutbildung in insgesamt 16 Fällen (siehe Tab. 1). Dabei überwogen die Plexus der Seitenventrikel mit 11mal, während im III. Ventrikel nur 1mal und im IV. Ventrikel 5mal Blutbildungsherde bestanden. Möglicherweise ist die intraplexonale Blutbildung aber noch etwas häufiger. Da vielfach nicht sicher zu unterscheiden war, ob es sich um im Gewebe liegende oder intravasal befindliche Zellen handelt, wurden nur jene Fälle berücksichtigt, die eine sichere Beurteilung ermöglichten.

Wir konnten also in unserem Material die Befunde von J. ARIËNS KAPPERS über die mehrphasische Entwicklung des Seitenventrikelplexus vollauf bestätigen. Lediglich der Übergang vom glykogenhaltigen 2. Entwicklungsstadium in das endgültige dritte lag später als von ihm angegeben, nämlich erst in der Spätfetalzeit. Darüber hinaus konnte auch für den Plexus des IV. Ventrikels eine hauptsächlich in der Embryonalzeit liegende mehrphasische Entwicklung wahrscheinlich gemacht werden. Der Plexus des III. Ventrikels zeigte in allen unseren Fällen ein Bild, das dem Erwachsenenstadium entspricht. Blutbildung geringen Ausmaßes fand sich in den Plexus der Seiten-, des III. und des IV. Ventrikels.

Die topographischen Verhältnisse der Tela chorioidea superior und der Lamina chorioidea epithelialis

Zum Verständnis der Lokalisation von uns erhobener pathologischer Veränderungen erscheint eine Erörterung der schwierigen und im Vergleich zum ausgereiften Gehirn erheblich abweichenden topischen Verhältnisse im Bereich der Tela chorioidea superior und der Lamina chorioidea epithelialis angebracht.

Die eingehendste Darstellung wurde von WETZEL (1934) gegeben. Danach: „... ist kein Zweifel, daß wir mit HOCHSTETTER und den meisten anderen Autoren unter Tela chorioidea superior zunächst die bindegewebige Ausfüllung der Fissura transversa verstehen müssen, und zwar nicht nur das Bindegewebe des oberen, meistens allein beschriebenen, im Grundriß dreieckigen Teils der Fissura zwischen Corpus und Crus fornicis einerseits, Thalamus andererseits, sondern auch das Bindegewebe ihrer beiden unter-seitlichen Fortsätze zwischen Pulvinar einerseits, Fimbria andererseits (bzw. weiter medial, Corpus geniculatum und Hirnstiel einerseits, Fascia dentata und Gyrus hippocampi andererseits). Diese Bindegewebsplatte besteht aus den Pialamellen der begrenzenden Hirnteile und zwischenliegendem, dicht geflochtenem, subarachnoidalem Bindegewebe. Die Platte, die Tela, führt den Namen chorioidea, weil sie an ihren Rändern und an ihrer Unterseite die Plexus chorioidei der Seitenventrikel und des dritten Ventrikels trägt, deren Gefäß- und Bindegewebsanteil aus der Tela stammt und mit ihr zusammenhängt.

Andererseits versteht man unter einem Plexus chorioideus seinen Gefäß-Bindegewebsanteil *und* das Epithel der Ventrikelwand. Wenn sich auch der Name Plexus eigentlich auf die Gefäße bezieht, so bezeichnet er doch, auch nach der Entdeckung der Lamina epithelialis und ihrer grundsätzlichen Bedeutung als eines Stückes Hirnwand, das *ganze* Organ."

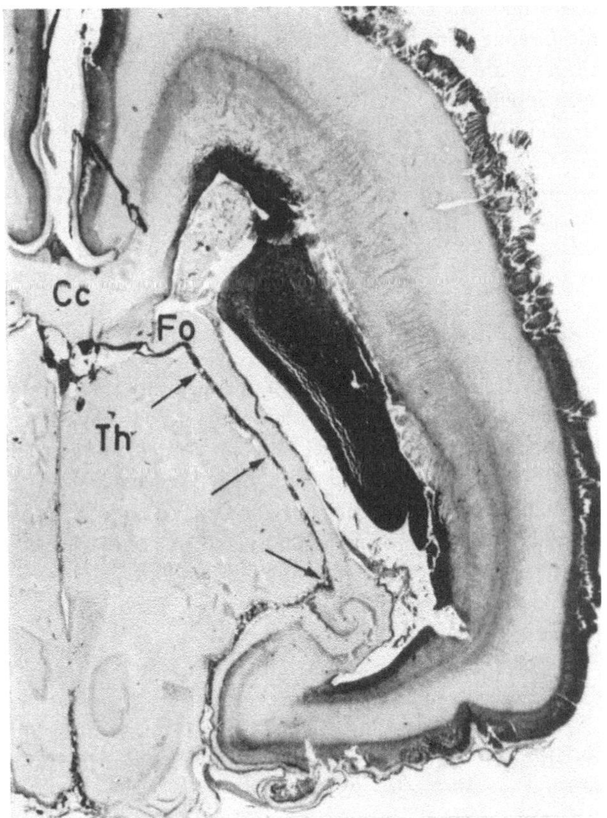

Abb. 17. Lage der Tela chorioidea superior (Pfeile) zwischen Fornix und Thalamus. Schnitt übermäßig occipitalwärts gekippt. (F 25 = 30 cm). H.-E. 4fach. C. c. = Corpus callosum, Fo. = Fornix, Th. = Thalamus

Auf die Verwirrung in der Namensgebung innerhalb dieses entwicklungsgeschichtlich schwierigen Gebietes, der fehlerhaften Darstellung und entsprechender Mißverständnisse in vielen Arbeiten ist außer WETZEL auch HOCHSTETTER (1933) näher eingegangen.

Für unsere Fragen erscheint es wichtig, daß beim Feten die Fissura cerebri transversa occipitalwärts noch weit offen ist. Sie ist hier noch nicht — wie beim Erwachsenen — durch die volle Ausbildung der Occipitallappen weitgehend eingeengt, sondern ihre lockere Bindegewebsausfüllung stellt eine Verbindung zwischen der Tela chorioidea superior über dem III. Ventrikel und dem Subarachnoidalraum entlang des Thalamus her (Abb. 17).

Für das Erwachsenengehirn beschreibt WEZEL die Verhältnisse folgendermaßen: „... Das Bindegewebe der Tela chorioidea hängt an dem der großen subarachnoidalen Räume. Hinten ist dies der Ring der Zisternen, die als ein zusammenhängender Raum den Hirnstamm umgeben, hier aber gleichwohl in verschiedenen Abschnitten verschieden benannt sind: Cisterna mesencephalica, nur der über den Vierhügeln liegende Teil, Cisterna ambiens nach seitlich vorne davon, um die Hirnstiele herum bis zu ihrer Vorderfläche, dann Cisterna interpeduncularis ... Scharfe Grenzen zwischen den Abschnitten des subarachnoidalen Raumes gibt es hier nicht ... Unscharf ist selbstverständlich auch die Grenze zwischen Zisternen und der Tela. Man kann der Form des Telabindegewebes nach die ganze Tela chorioidea superior ohne weiteres als Ausläufer des Zisternenringes ansehen.“

Innerhalb der Tela chorioidea superior laufen Venen, durch die das Blut aus dem Bereich der Seiten- und des III. Ventrikels in die Vena magna Galeni abfließt. Es handelt sich dabei um die paarigen *Vv. cerebri internae*, die in unterschiedlicher Höhe in die Cisterna mesencephalica austreten oder um kleinere in die beiden Hauptvenen einmündende Gefäße.

Zur Gefäßversorgung des frühfetalen Gehirns

Am fetalen Gehirn gleichen die makroskopisch sichtbaren Blutgefäße in ihrer Topik schon weitgehend den Verhältnissen, wie wir sie vom Erwachsenen her kennen. Es treten lediglich noch Veränderungen ein, die als Anpassungsvorgänge an das weitere Wachstum des Gehirns aufzufassen sind. Die Arterien ziehen, solange die entsprechenden Windungen noch nicht genügend ausgebildet sind, in gradlinigem Verlauf über die Hirnoberfläche zu ihren Versorgungsgebieten (LINDENBERG, 1957). Ebenso läßt das Venensystem schon in der Embryonalzeit seine endgültige Form erkennen. Als letztes differenziert sich der Sinus occipitalis bei Embryonen von über 90 mm Länge (VAN GELDEREN, 1924).

Wir möchten wegen später zu erörternder pathologischer Veränderungen noch auf die Anastomose zwischen den Balken versorgenden Ast der A. cerebri anterior und Ästen der A. cerebri posterior hinweisen. Nach HOCHSTETTER (1919) kommt es normalerweise durch den Wachstumsdruck des sich nach rückwärts ausdehnenden Balkens zur Obliteration dieser fetalen Anastomose. „Ausnahmsweise kann sich freilich entweder einer- oder beiderseits der ursprünglich und auch noch bei Embryonen des 4. und 5. Monats das Zwischenhirndach versorgende, normalerweise zugrunde gehende Ast der A. cerebri anterior dauernd erhalten. Einen Fall dieser Art konnte ich vor kurzem an dem Gehirne eines Individuums beobachten“ (HOCHSTETTER).

Untersuchungen zur Pathologie der Frühfetalperiode

Unser eigenes Material besteht aus 65 Feten; davon stammen 56 aus sogenannten Spontanaborten, 2 wurden bei Sektionen der Mutter entnommen und 4 bei Schwangerschaftsunterbrechungen gewonnen.

Die ausführlichen Anamnesen und Befunde befinden sich im Anhang, S. 64—73.

Pathologische Morphologie frühkindlicher Gehirne

Aus Literaturübersichten, in denen besonders auf fetale cerebrale Schäden eingegangen wird, ergeben sich auffallend selten Hinweise auf intracerebrale Blutungen.

So schreibt POTTER (1962) in ihrem bekannten Buch über die Pathologie des Feten: "... such hemorrhages are ordinarily localized accumulations of cells around small blood vessels and are especially common in areas adjacent to the ventricular system. Gross bleeding into the substance of the brain is rare."

SORBA (1948) gibt an, daß unter 116 Feten und Neugeborenen — die Feten waren dabei weitaus in der Minderzahl — nur selten intracerebrale Blutungen beobachtet wurden. Allerdings habe er nicht systematisch danach gesucht.

Die Durchsicht unserer unausgelesenen 65 in Stufenserie geschnittenen, frühfetalen Gehirne erbrachte demgegenüber eine überraschend hohe Anzahl von Blutungen. Nur in 2 Fällen (F 40, F 49) konnten die Gehirne als völlig normal bezeichnet werden, während alle anderen mehr oder weniger ausgeprägte kreislaufbedingte Veränderungen auswiesen. 61 zeigten ältere oder frische Blutungen. Bei 2 weiteren Fällen (F 33, F 65) waren zwar keine Blutungen mehr zu finden, die Plexus der Seitenventrikel enthielten aber ein gelbes, eisenhaltiges Pigment, das als ein Abbauprodukt des Hämoglobins anzusehen ist und somit auf Blutungsresiduen hinweist.

Die Blutungen erscheinen in Form und Ausdehnung allerdings recht unterschiedlich. So wurden vom Austritt weniger geformter Blutbestandteile bis zur Massenblutung mit Zerstörung großer Anteile des Gehirns alle Grade der Ausprägung gefunden.

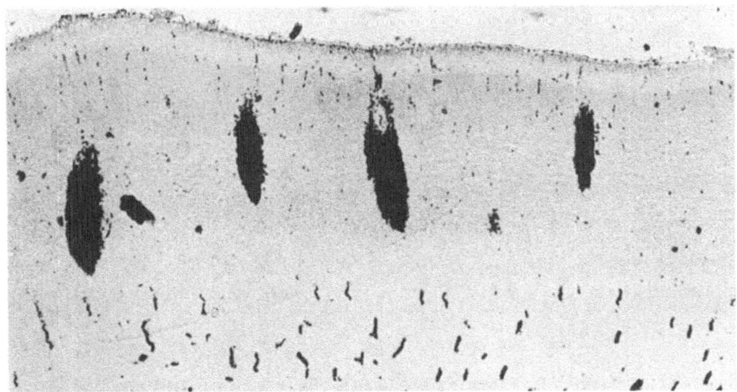

Abb. 18. Mantelförmige Blutungen um Rindengefäße. (F 6 = 27 cm). Heidenhain-Wölcke
35fach

Die folgende Darstellung der Form und Verteilung der Blutungen berücksichtigt nur die zentralnervöse Substanz, die Plexus chorioidei und die Tela chorioidea superior. Im Subarachnoidalraum konnten wir in allen Fällen Blutungen, wenn auch oft geringen Ausmaßes, feststellen.

Die *Rinde* war 25mal von Blutungen betroffen. Es handelte sich jeweils um kleinere, meist spindelförmige Blutungen um einstrahlende Gefäße herum. In keinem Fall fanden sich größere Rindenblutungsherde. Auffallend war, daß in 13 dieser 25 Fälle ein Teil der Blutungen in der Tiefe bereits angelegter Furchen lag, und zwar kappenförmig an der Mark-Rinden-Grenze. Ein offensichtlich intravitaler Durchbruch von Blutungen durch die Pia-Glia-Membran der Hirnoberfläche konnte mehrfach gefunden werden (Abb. 18, 19, 20).

Blutungen in der Intermediärzone oder bei weiter fortgeschrittenem Entwicklungsstadien im *Mark* waren 18mal vorhanden. Die Verteilung zeigte keine örtlichen Schwerpunkte. Nur dreimal hatte es in der lateralen Umschlagfalte der Seitenventrikel, dem sog. „Wetterwinkel", geblutet.

Das *Keimlager* war 19mal von Blutungen betroffen. Dabei war das Gebiet der Ganglienhügel oder

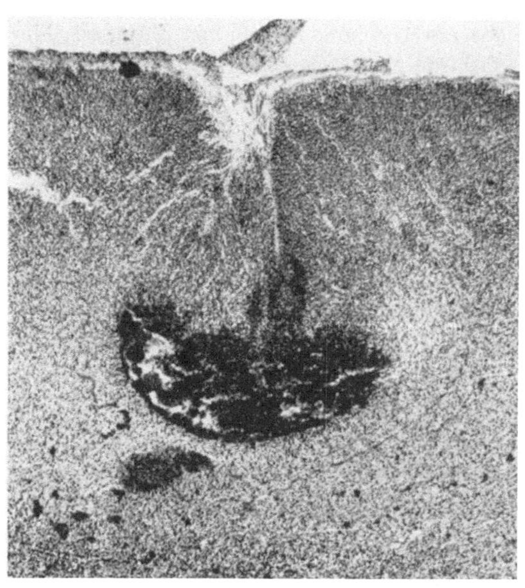

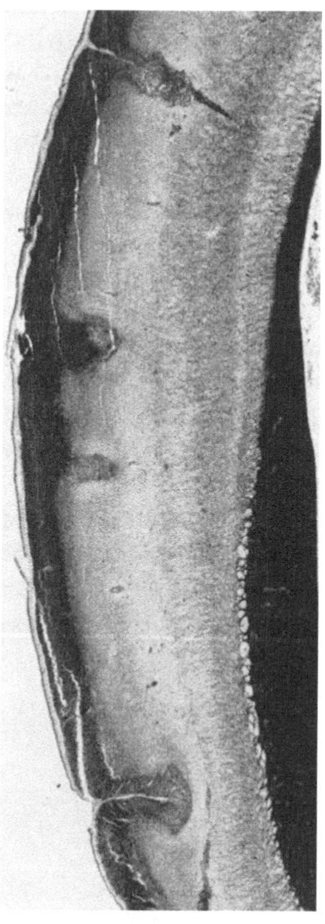

Abb. 19   Abb. 20

Abb. 19. Blutung in der Tiefe eines Sulcus. (F 27 = 18 cm). Masson 50fach
Abb. 20. Rindenausschnitt mit 4 Sulci, in deren Tiefe jeweils eine Blutung liegt. (F 27 = 18 cm). H.-E. 10fach

das um den Vorderhornanteil der Seitenventrikel etwas mehr beteiligt als das Keimlager um die Hinterhörner. Hier fanden sich die größten intracerebralen Blutungsherde. Mehrmals waren die Keimlager durch Blutungen fast in ihrem gesamten Querschnitt zerstört. Kleinere Blutungsherde lagen im allgemeinen mehr subependymal und weniger markwärts. Auffallend oft waren Ringblutungen neben Kugelblutungen zu finden (Abb. 21). Was hier mit „Kugelblutung" bezeichnet wird, entspricht allerdings nicht den für die Rinde charakteristischen hypertoniebedingten „Kugelblutungen" von HILLER und SPATZ (1939).

RUCKENSTEINER u. ZÖLLNER (1929) führen die Blutungen innerhalb der Keimschicht nicht nur auf die zarten Venenwände zurück, sondern auch auf die große Weichheit des Gewebes. Die Nachgiebigkeit der Keimschicht begründe sich vor allem aus ihrem großen Zellreichtum bei ausgeprägter Faserarmut.

Für die topische Zuordnung der Blutungen im Commissurensystem ist es zunächst wesentlich, daß sich Balken-Fornixanteile in frühen Entwicklungsphasen oft nicht mit Sicherheit auseinanderhalten lassen. HOCHSTETTER (1919) schreibt dazu „ . . . ich vermag nicht zu sagen, wieviel von der ganzen Faserung dem Balken und wieviel der Fornixcommissur angehört." Wir bezeichnen deshalb summarisch diese beiden Commissuren als *Balken-Fornix-Bereich*. Die Blutungshäufigkeit können wir wegen mehrfach aufgetretener artefizieller Verletzungen in diesem Gebiet nicht sicher angeben. 23mal waren sie jedoch mit Sicherheit vorhanden, vermutlich sind sie wesentlich

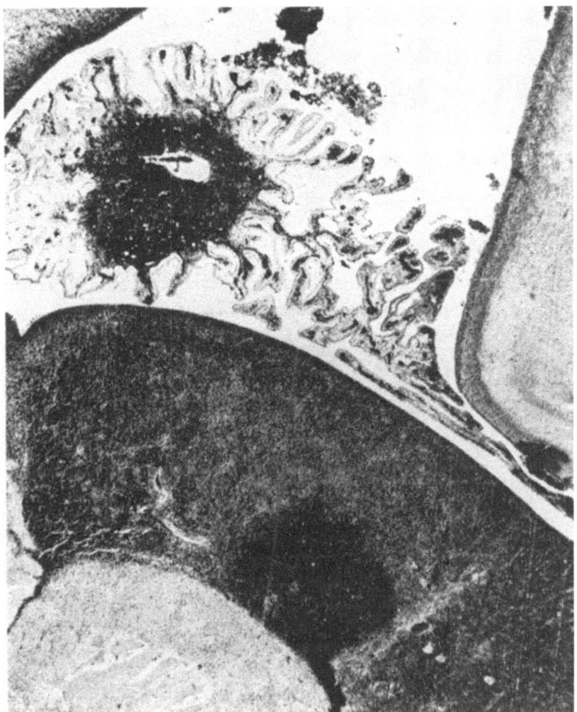

Abb. 21. Blutungen in Plexus chorioideus und Keimlager. (F 47 = 18 cm). Masson 20fach

häufiger. Auffallend oft war in den 23 verwertbaren Fällen von Balken-Fornix-Blutungen das Cavum septi pellucidi oder seine unmittelbare Umgebung mitbetroffen. 11mal hatte es mehr oder weniger stark in dessen Lumen geblutet. Die Balkenblutungen lagen überwiegend subependymal an der Balkenunterfläche am Übergang zum Marklager.

Rhombencephalon und *Medulla oblongata* waren nur 7mal von Blutungen betroffen (Abb. 22). Eine topische Systematik war bei diesen wenigen Fällen nicht erkennbar. Vielleicht besteht eine geringe Bevorzugung der Brücke, in der die Blutungen streifenförmig, entsprechend orthologischen Strukturen lagen. Das *Kleinhirn* zeigte 11mal Blutungen. Hier war das Mark stärker beteiligt als die Rinde.

Der Ort der häufigsten Blutungen waren sicherlich die *Plexus chorioidei*. An der Spitze standen dabei die Plexus der Seitenventrikel mit 49 Fällen. Hierin wurden die beiden Fälle, die nur gelbes Pigment enthielten, nicht mit einbezogen. Ihnen folgen im weiten Abstand der Plexus des III. Ventrikels mit 8 und der des IV. Ventrikels mit 10 Fällen. Das Ausmaß der Blutungsherde reichte von einigen wenigen ausgetretenen Erythrocyten bis zur völligen Durchsetzung des Plexusstromas mit Blut (Abb. 21). Erstaunlich oft blieben die Blutungen auf den Plexus beschränkt, nur bei extrem starken Blutungen kam es zum Austritt von Plasma und Blut ins Ventrikellumen.

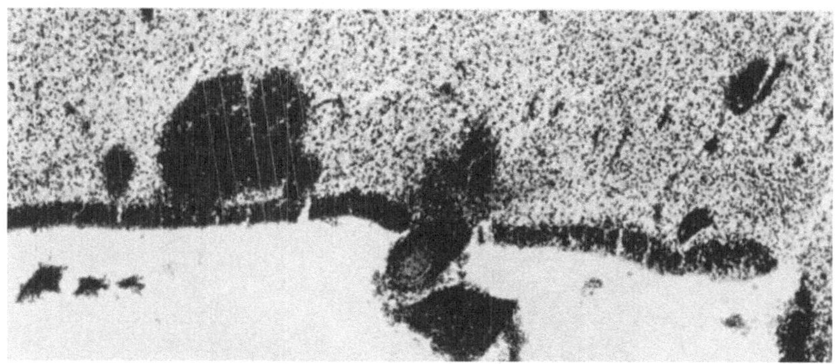

Abb. 22. Blutungen im Dach des IV. Ventrikels mit Einbruch in das Ventrikellumen. (F 1 = 13 cm). Masson 70fach

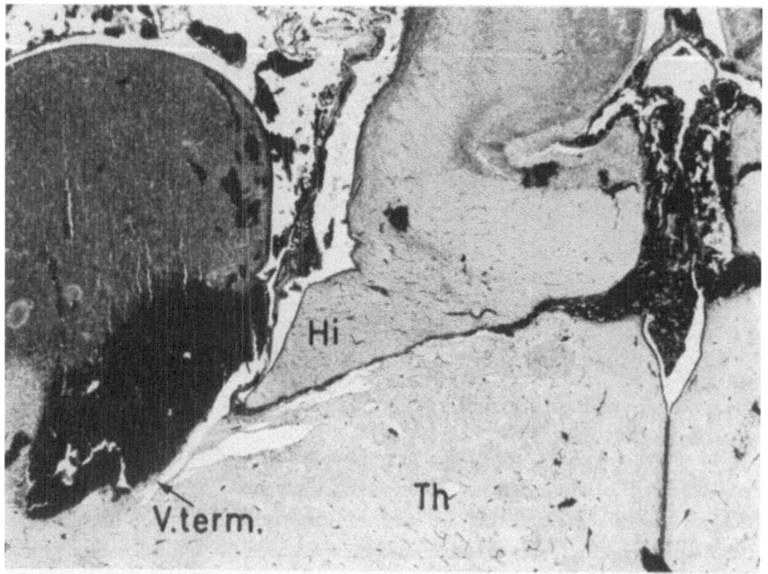

Abb. 23. Blutungen im Bereich der Vena terminalis. (F 27 = 18 cm). Masson 16fach. Hi. = Hippocampus, V. term. = Vena terminalis, Th. = Thalamus

Blutungen aus den *ableitenden Hirnvenen* betrafen vorwiegend die Vv. cerebri internae bzw. deren Nebenäste. Mindestens 43mal konnten wir sie sehen. Blutungen aus den Vv. terminales fanden sich dagegen nur in 17 Fällen (Abb. 23). Allerdings konnte im Bereich des Zusammenflusses der Vv. terminales mit der V. septalis und der V. chorioidalis zur V. cerebri interna am Foramen interventriculare eine sichere Entscheidung über die Blutungsquelle nicht getroffen werden, während dies weiter caudal eher möglich war. Schwere Blutungen aus den Vv. terminales führten zu Blutungseinbrüchen in die betreffenden Seitenventrikel. Blutungen aus den Vv. cerebri internae breiteten sich innerhalb der Tela chorioidea superior entlang des Thalamus aus, sofern sie ein stärkeres Ausmaß erreicht hatten. Selbstverständlich ist es auch zu Blutungen aus Tela chorioideaeigenen Gefäßen gekommen. Diese Blutungen, zusammen mit denen aus Vv. cerebri internae, konnten ein solches Ausmaß annehmen, daß ein Blutabfluß bis hinein in den Subarachnoidalbereich medial des Ammonshorn und der basalen Cisternen verfolgt werden konnte. Bei ausgesprochen schweren Vv. cerebri internae-Blutungen war es mehrfach zu Schädigungen der angrenzenden dorso-medialen Thalamusanteile durch Bluteinbruch in das nervöse Gewebe gekommen.

Wenn wir die Blutungen der 61 Fälle zusammenstellen, ergibt sich nach Häufigkeit geordnet folgende Verteilung:

Plexus chorioidei der Seitenventrikel		49
Bereich der Vv. cerebri internae		43
Hirnrinde		25
Balken und Fornix	über	23
Bereich der Vv. terminales		17
Keimlager		19
Mark bzw. Intermediärzone		18
Plexus des IV. Ventrikels		10
Rhombencephalon und Medulla oblongata		7
Kleinhirn		11
Plexus des III. Ventrikels		8

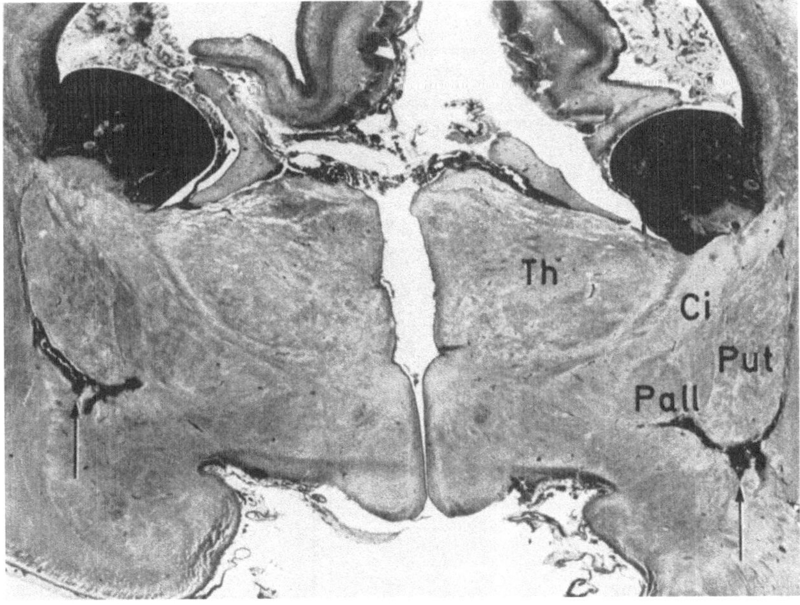

Abb. 24. Symmetrische Blutungen (Pfeile) am latero-basalen Putamenrand. (F 47 = 18 cm). Masson 6,5fach. Ci. = Capsula interna, Pall. = Globus pallidus, Put. = Putamen, Th. = Thalamus

Die Verteilung der häufigsten Blutungsorte für den Einzelfall ist aus Tab. 1 zu ersehen. Leider können in einer solchen Darstellung Einzelheiten wie etwa Stärke der Blutungen oder das Verhältnis des Ausmaßes untereinander nicht mitberücksichtigt

Tabelle 1. *Verteilung der Besonderhe*[cut off]

Scheitel-Fersen-Länge (cm):	13		14		15	16		17	18		
Fet:	1,	69	12,	59	2	11,	30	5	27,	45,	47,
Blutungen											
in Rinde	+	+				+		+	+		+
in Rinde mit Betonung des Furchengrundes	+	+						+	+		+
Marklager	+			+					+		
Keimlager	+		+	+					+		+
Balken-Fornix		+				+			+	+	
Plexus Seitenventrikel	+	+	+		+	+	+	+	+		+
Plexus III. Ventrikel			+						+		
Plexus IV. Ventrikel	+		+								
Kleinhirn	+								+		
Rhombencephalon, Medulla oblongata	+		+					+			+
Venae terminales	+								+	+	+
Venae cerebri int.	+		+	+	+	+		+	+	+	+
Gelbes Pigment im Seitenventrikel-Plexus							+		+		
Extramedulläre Blutbildung im Plexus chorioideus	+		+	+		+	+				

Tabel[cut off]

Scheitel-Fersen-Länge (cm):	24				25					26	
Fet:	8,	15,	49,	66	10,	22,	34,	35,	37	19,	21,
Blutungen											
in Rinde	+	+		+	+	+			+	+	+
in Rinde mit Betonung des Furchengrundes	+	+		+	+						+
Marklager	+		+					+		+	
Keimlager		+			+	+		+			
Balken-Fornix	+	+		+	+	+	+				
Plexus Seitenventrikel	+	+		+		+		+	+	+	+
Plexus III. Ventrikel		+									
Plexus IV. Ventrikel	+	+									
Kleinhirn	+							+			
Rhombencephalon, Medulla oblongata											
Venae terminales	+	+				+		+			+
Venae cerebri int.	+	+			+	+		+	+		
Gelbes Pigment im Seitenventrikel-Plexus					+	+	+			+	+
Extramedulläre Blutbildung im Plexus chorioideus								+			

werden. Im folgenden wird daher manches gesagt werden, was durch den Vergleich vieler Präparate deutlich wurde, sich aber nicht schematisch darstellen läßt.

Im allgemeinen läßt sich am frühfetalen Gehirn erkennen, daß sich Blutungen gern entlang von Grenzflächen ausbreiten. Die Abb. 24 zeigt eine typische Grenzflächen-

n den Einzelfällen

19					20								21		22	23		
8	28	29	43	70	31	36	42	52	54	57	67	71	40	62	14	38	48	51
+															+			
															+			
+		+		+			+											
			+	+									+				+	
+		+	+				+						+		+	+	+	+
+	+	+			+	+		+		+	+	+						
+										+					+			
			+															
			+	+				+	+				+		+			+
+		+	+	+				+					+		+			
+	+	+				+		+	+	+	+	+	+		+		+	
		+	+										+	+	+		+	

Fortsetzung)

27							28				29				30			32		34	38
[?]	32	33	39	53	60	65	24	44	46	61	7	9	41	56	25	26	58	20	50	63	64
+							+	+	+		+				+			+	+		
								+			+										
+							+				+		+		+			+	+		
+				+		+	+						+			+					
+			+			+							+		+	+					
+	+		+	+	+	+	+	+		+	+	+	+		+	+		+			+
+																	+				
+			+				+				+										+
+							+	+			+						+				
							+		+												
+										+							+				
+	+				+	+	+	+	+		+		+		+	+	+	+	+		+
		+			+												+			+	+
									+				+			+			+	+	

blutung beiderseits am laterobasalen Putamenrand, die mit ihrer symmetrischen Anordnung allerdings einen einmaligen Befund bietet. Hier handelt es sich um eine jener
Blutungsausbreitungen entlang der Grenze zwischen zwei unterschiedlichen Gewebs-
strukturen, in diesem Fall zwischen grauer und weißer Substanz. Diese Lokalisation

am Putamenrand entspricht der häufigsten Rhexisblutung beim Hochdruckleiden des Erwachsenen, der sog. paralentikulären Massenblutung.

Für die Hirnrinde sind spindelförmige Blutungen kennzeichnend, soweit es sich nicht um die bereits beschriebenen Blutungskappen über den Windungstälern handelt, während im Mark und Keimlager mehr Kugelblutungen vorherrschen. Auch dies dürfte ähnlichen Verhältnissen bei Hirnblutungen Erwachsener entsprechen.

Ein ausgesprochen seltenes Ereignis scheinen — in Gegensatz zu den so häufigen Blutungen — *hämorrhagische Infarkte* beim Feten zu sein, die, soweit wir sehen, bisher noch nicht beschrieben wurden, sich in unserem Material aber immerhin 3mal fanden. Allerdings konnten wir in keinem Fall die Infarktursache aufdecken.

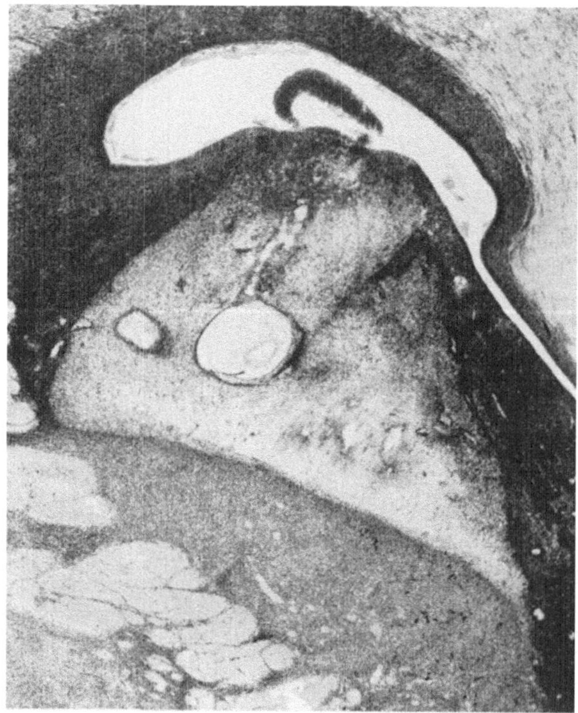

Abb. 25. Keilförmiger, hämorrhagischer Infarkt im Ventrikelkeimlager des Caudatusbereiches. (F 53 = 27 cm). van Gieson 20fach

Wir fanden bei mikroskopischen Untersuchungen weder Gefäßanomalien, Gefäßwandveränderungen noch Hinweise auf einen embolischen oder thrombotischen Gefäßverschluß. Unsere Diagnose „hämorrhagischer Infarkt" stützt sich lediglich auf die scharf begrenzten hämorrhagisch durchsetzten Gewebsnekrosen. Immerhin erscheint besonders bemerkenswert, daß bei der Mutter von F 53 eine Uterusanomalie (Vagina duplex und doppelt angelegte Portio) bestand, bei F 67 eine starke Erkältung mit hohen Temperaturen dem Abort vorausgegangen war und der Fet F 66 mehrere Nabelschnurumschlingungen des Halses aufwies. Da jeder Fall gewisse Besonderheiten bot, sollen die Beobachtungen im einzelnen dargestellt werden.

F 53: Keilförmiger hämorrhagischer Infarkt im Keimlager des späteren Nucleus caudatus-Bereiches. Die mit der Spitze zum Ventrikellumen liegende Gewebszerstörung endet lateral mit der Keimlageraufbrauchgrenze (Abb. 25). Der Infarkt besteht in der Hauptmasse aus völlig ausgelaugten Erythrocyten und Fibrinfäden. Um die Gefäße liegen die Fibrinfäden besonders dicht. Innerhalb dieses Gebietes befinden sich noch vereinzelte oder auch streifen- oder herdförmig angeordnete Keimlagerzellen. Diese noch vorhandenen Zellen zeigen keine Veränderungen gegenüber denjenigen in der nicht betroffenen Nachbarschaft. In Ventrikelnähe ist es zu einer anscheinend frischeren Blutung mit Einbruch in das Ventrikellumen gekommen. Die Gefäße im Bereich des Infarktes sind erweitert, allerdings täuscht die Abb. 25 etwas, da außerdem um die Gefäße noch Plasmaseen liegen. Die Gefäßwände sind teilweise färberisch nicht mehr darstellbar. Bei sämtlich angewandten Färbemethoden (H.-E., Klüver-Barrera, Nissl, van Gieson, Turnbull) finden sich konstant, vorwiegend saumförmig innerhalb der Grenzzonen des Infarktbereiches, offensichtlich aus dem Gewebe ausgefallene, kleine zusammengesetzte, strahlenförmig gestaltete, manchmal aber auch amorphe Kristalle von braungelber Eigenfarbe. Diese Kristalle sind optisch aktiv (Abb. 26). Die Natur dieser Ablagerungen in der nekrobiotischen Zone konnte nicht eindeutig geklärt werden. Für histochemische Untersuchungen stand uns leider kein Material mehr zur Verfügung. Die zugrunde liegende Blutung, die Doppelbrechung sowie Form und Farbe läßt am ehesten an Hämoglobinabkömmlinge denken, doch lassen sich kristallisierte Gewebsabkömmlinge nicht ausschließen.

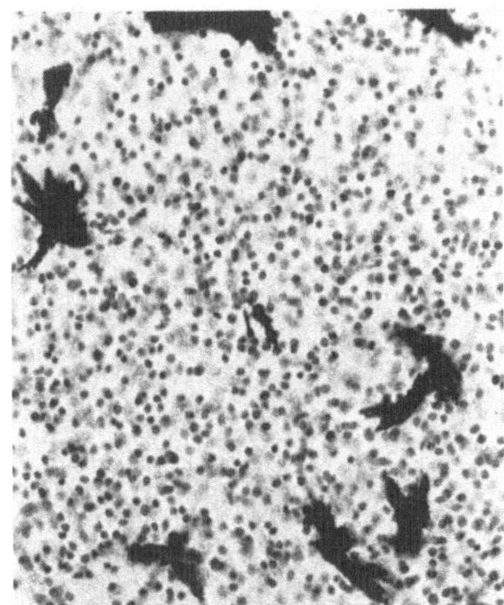 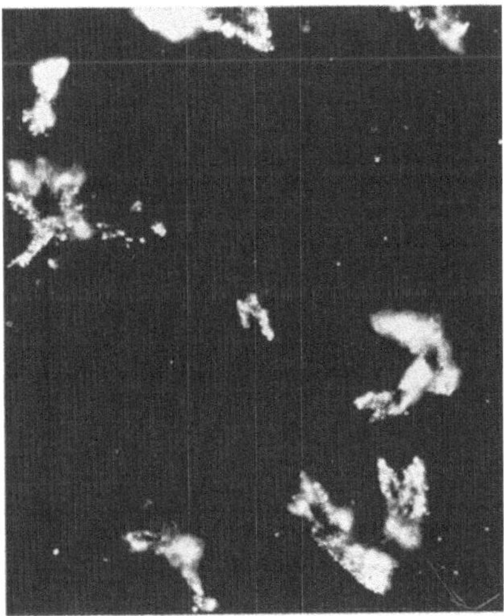

Abb. 26. Aus dem Gewebe ausgefallene Kristalle innerhalb der Grenzzonen des Infarktbereiches (F 53). Li.: Eisenfärbung nach Turnbull, re.: Aufnahme im polarisierten Licht. 160fach

F 66: Hämorrhagischer Infarkt im Ausbreitungsgebiet der A. cerebri anterior und im Bereich eines kleineren Zweiges der A. cerebri media (Abb. 27) der gleichen Seite. Das Bild wird von zahlreichen Blutungen beherrscht; unter ihnen sticht eine längliche Massenblutung hervor, die sich an der Medialseite der Hemisphäre unter Abhebung des Randschleiers und der obersten Zellage der Rinde pseudolaminär ausgebreitet hat. Diese Blutungen sind stellenweise in den Subarachnoidalraum und auch in den Ventrikel eingebrochen. Nach caudal verliert sich der Infarkt des A. cerebri-anterior-Bereiches in Thalamushöhe in der Gegend der Mantelkante. In den caudalen Partien finden sich jenseits des Infarktbereiches zahlreiche Blutungen der Art und Verteilung, wie wir sie bei den anderen oben erörterten Fällen ohne Infarkte besprochen haben. Dieser Fall zeigt darüber hinaus als einziger unserer Serie intravitale Zellreaktionen in und um die zerstörten Gewebspartien sowohl im Infarktbereich als auch in den kleineren, davon unabhängigen Blutungen. Auf der Abb. 28 läßt sich eine deutlich ausgeprägte celluläre Randreaktion um eine Blutung im Fornix erkennen. Die Zellen haben einen großen,

3*

hellen, meist gelappten, oft zipfeligen Kern. Im großen Zelleib liegt ein schaumiges bis vacuoliges Plasma, aus dem oft eine oder mehrere größere Vacuolen hervortreten. Diese Vacuolen können eine solche Größe erreichen, daß das Zellplasma mit dem an die Wand gepreßten Zellkern sie nur noch als schmaler Saum umgibt. Häufig schließen die Vacuolen phagocytierte,

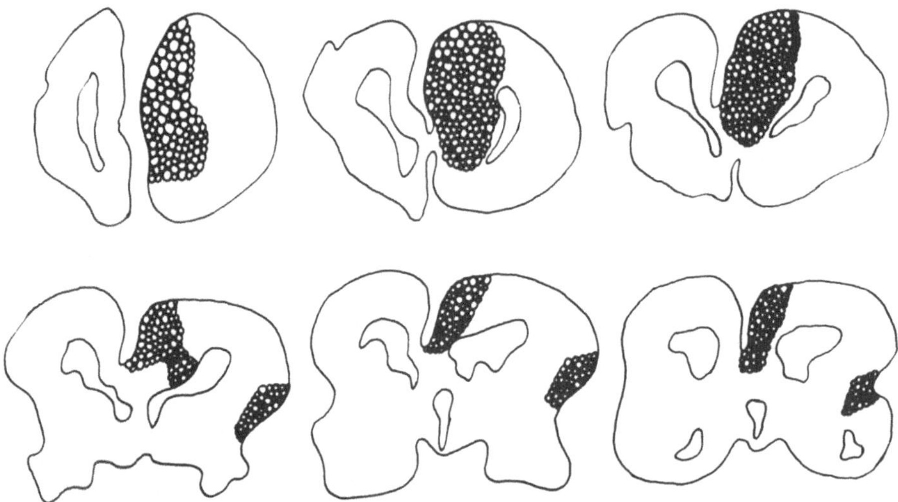

Abb. 27. Schematische Darstellung eines Infarktes im Gebiet der Arteria cer. ant. und eines kleineren im Bereich der Arteria cer. med. (F 66 = 24 cm)

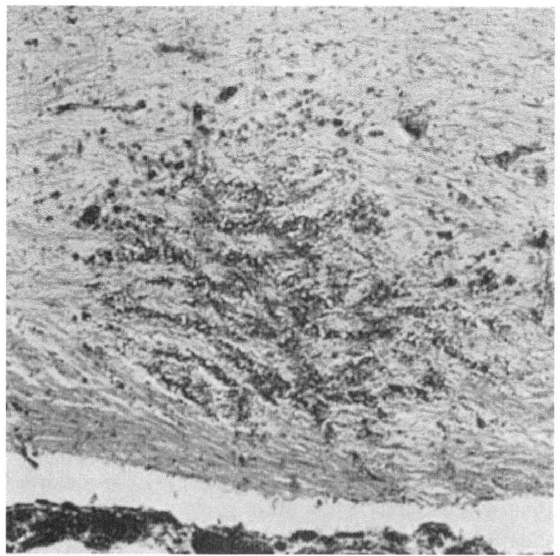

Abb. 28. Zellige Randreaktionen um eine Fornixblutung. (F 66 = 24 cm). H.-E. 70fach

ortsständige Zellen anscheinend ohne regressive Veränderungen ein. Auch mehrkernige Zellen finden sich gelegentlich (Abb. 29). Wir können nicht sicher sagen, ob es sich hierbei um gliöse oder mesenchymale Zellreaktionen handelt, neigen allerdings mehr zu letzterer Ansicht, da ähnliche Zellen ganz vereinzelt auch im Bereich von Blutungen des Plexus chorioideus zu finden waren und andererseits keine Ähnlichkeit mit den vermutlich gliösen Abräumzellen im Cavum septi pellucidi besteht.

Die auffallend starken Blutungen in das infarzierte Gebiet finden eine Erklärung, wenn man bedenkt, daß eine besonders gute Kollateralversorgung durch die von HOCHSTETTER (1919) beschriebene fetale Anastomose zwischen dem entlang des Balkens laufenden Ast der A. cerebri anterior und der A. cerebri posterior bestehen kann.

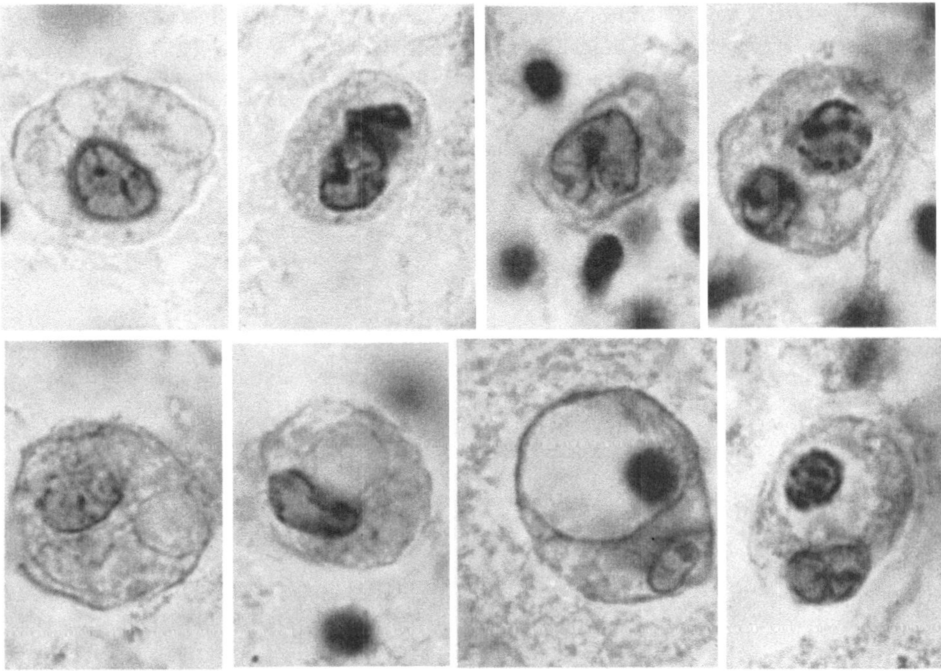

Abb. 29. Einzelzellen aus Abb. 28. Teilweise phagozytiertes Material innerhalb großer Vacuolen. (F 66 = 24 cm). Nissl ca. 650fach

F 67: In diesem Fall hat der hämorrhagische Infarkt jeweils mehrere Zotten des Plexus chorioideus beider Seitenventrikel zerstört (Abb. 30). In seinem Bereich sind das Plexusstroma weniger gut anfärbbar, die Gefäße stark erweitert und das gesamte Gebiet von Blutungen durchsetzt. Auch hier finden sich vereinzelt Zellen, die den soeben beschriebenen phagocytierenden Elementen im A. cerebri anterior-Infarkt (F 66) gleichen. Auffallend gut erscheinen noch die Plexusepithelzellen erhalten. Doch zeigen sich im Ventrikellumen und besonders in den Falten des Plexus über den veränderten Partien reichlich gelblich-blasse Kugeln, die bei spezifischer Färbung glykogen-positiv sind (Abb. 31). Im polarisierten Licht leuchten sie in unterschiedlicher Intensität auf. Bei Plexusblutungen finden sich derartige Kugeln nur gelegentlich. Ob es sich hier um eine mechanische Verlagerung aus artefiziell zerstörten Zellen handelt oder ob ein Austritt von Glykogenkugeln am fetalen Plexus chorioideus möglich ist, muß durch weitere Untersuchungen entschieden werden. Interessanterweise haben FORBES u. HEINZ (1953) gezeigt, daß an den Uterindrüsen Glykogen in Tropfenform ausgeschieden werden kann.

Solche wahrscheinlich mesenchymalen Reaktionen um einen hämorrhagischen Infarkt im Plexus chorioideus bei einem 20 cm langen Feten und um einen intracerebralen hämorrhagischen Infarkt und weitere infarktunabhängige Blutungen bei einem Feten von 24 cm Sch-F-L sind unseres Wissens bisher noch nicht beschrieben worden. Dies beweist eindeutig, daß bereits in der Frühfetalperiode akute zellige Abwehrreaktionen bzw. Abbauvorgänge mit Phagocytose im zentralnervösen Gewebe auftreten können.

Wir wissen nicht, warum in sämtlichen anderen Fällen mit Blutungen derartige Reaktionen fehlen. Es ist einmal möglich, daß die Blutungen nicht lange genug intravitam bestanden haben. Andererseits muß auch erwogen werden, ob nicht bei F 66 eine individuelle, besonders frühe Reaktionsbereitschaft vorlag.

Zu letzterer Ansicht kann man vor allem neigen, wenn man in Betracht zieht, wie selten etwa vergleichbare zellige Reaktionen entzündlicher Art bei Feten beobachtet wurden (s. S. 44), obwohl eine Reihe von Untersuchungen bei entzündlichen Er-

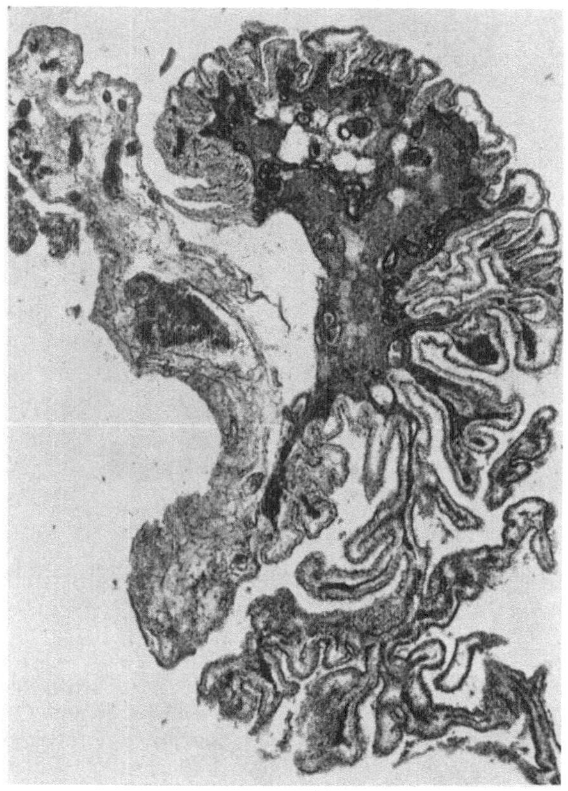

Abb. 30 a

Abb. 30. Hämorrhagische Infarkte in den Plexus chorioidei beider Seitenventrikel. (F 67 = 20 cm). H.-E. 31fach

krankungen der Mütter mit in dieser Hinsicht völlig negativem Ergebnis bekannt wurden.

Über die Manifestationszeiten regressiver und progressiver Zellveränderungen bei Feten liegen unseres Wissens bisher keine Befunde vor. Für das Erwachsenengehirn wurden entsprechende von MEESSEN u. STOCHDORPH (1957) folgendermaßen zusammengestellt: „Die ausgetretenen Erythrocyten verfallen etwa vom 2. Tage an der Quellung und Entfärbung (DÜRCK). Etwa vom 4. Tage an — knapp nach dem ersten Auftreten der Phagocytose lipoiden Materials durch Histiocyten und Hortega-Zellen (2.—3. Tag) — wird eine Phagocytose von Erythrocytenresten beobachtet. Die Turnbull-Blau-Reaktion fällt nach DÜRCK und nach STRASSMANN erst vom 6. Tage an positiv aus; zu diesem Zeitpunkt weist das Cytoplasma der Abräumzellen eine diffuse Blaufärbung auf; etwa vom 7. Tage ab finden sich dort dunkelblau tingierte Körnchen (Hämosiderin). Frühestens am 11. Tage, meist erst ab 14. (STRASSMANN) — nach DÜRCK sogar erst vom 18. Tage ab —, tritt Hämatoidin auf. STRASSMANN fand noch nach 2 Wochen unphagocytierte Erythrocyten, DÜRCK stellte sie bei noch älteren Blutungen fest. Die Ursache der Verzögerung des intracerebralen Blutabbaues im Vergleich zu dem in Körpergeweben ist noch unbekannt."

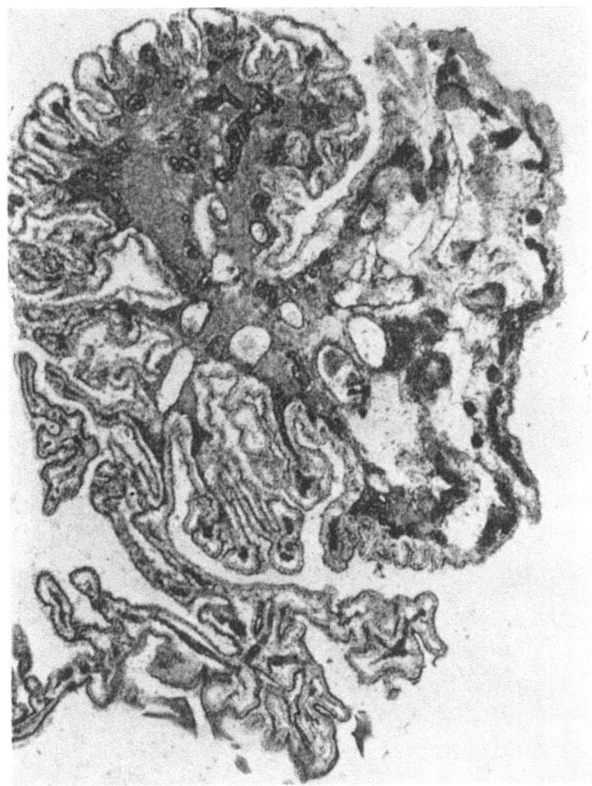

Abb. 30 b

Wenn man diese für das Erwachsenengehirn gültigen Daten auch den fetalen Veränderungen zu Grunde legt, so muß die Schädigung, die zu den beschriebenen, wahrscheinlich mesenchymal-zelligen Reaktionen geführt hat, mindestens 4 Tage vor dem Tode des Feten eingetreten sein.

Besondere Schwierigkeiten stellt die Beurteilung von *Nekrosen* dar, deren Grenzen sich nicht mit einem umschriebenen Gefäßversorgungsgebiet decken. Hier erhebt sich immer die Frage, ob diese Gewebsschäden intra-vital oder postmortal entstanden sind. Zellreaktionen, zumal progressiv gliöse und mesenchymale sind beim Feten bekanntlich sehr gering ausgeprägt, oft fehlen sie völlig. Auch am Gehirn sind die Befunde — wie in der Allgemeinpathologie — nur im Rahmen des Gesamtbildes zu verwerten. So vermißten wir teilweise bei einem sicher intra vitam entstanden Infarkt regressive Veränderungen an den ortsständigen nervösen Zellelementen. Andererseits fanden wir in einzelnen Gehirnen „regressive" Zellschäden im Sinne von Pyknosen, wabigem oder feingranulärem Zerfall, Inkrustationen und Kernschrumpfungen, die aber, für sich allein nicht als Zeichen eines intravitalen pathologischen Geschehens gewertet werden konnten.

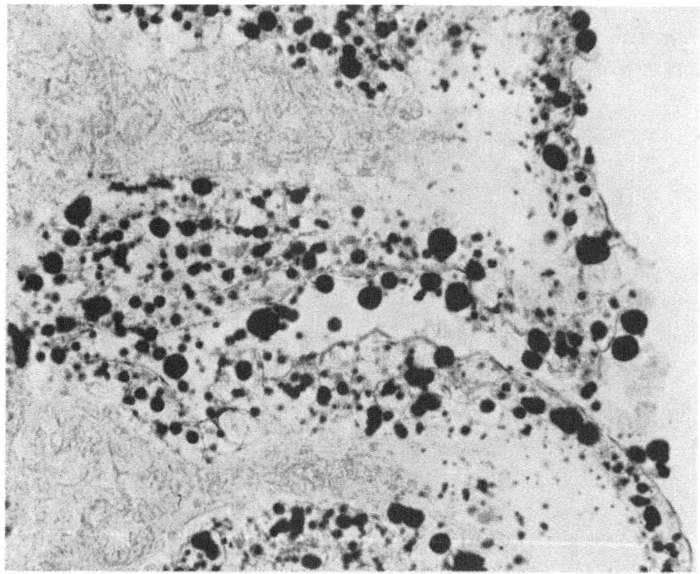

Abb. 31. Glykogenaustritt aus den Plexusepithelien des infarktgeschädigten Bezirks von F 67. 300fach

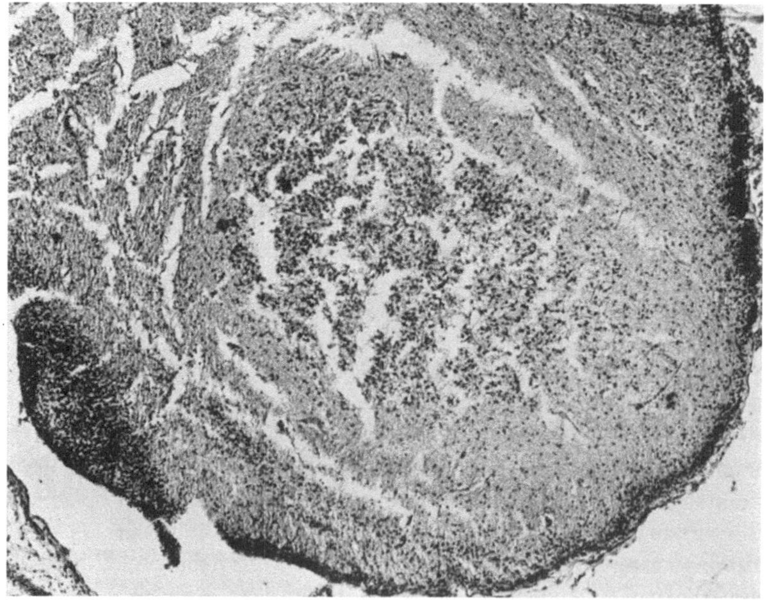

Abb. 32. Anschnitt der Oliva inferior, die starke Zerreißungen als Entwässerungsfolge aufweist. (F 1 = 13 cm). H.-E. 70fach

Auf die Deutungsschwierigkeiten derartiger Veränderungen an den Nervenzellen Erwachsener ist Scholz (1943) eingegangen. Er erwiderte damit Ausführungen Camerers (1943), der die von Nissl und Spielmeyer herausgestellten Nervenzellveränderungen weitgehend als Fäulnis — und Autolysefolgen ansah. Scholz verweist darauf, daß die Nissl-Alzheimer-Spielmeyersche Schule sich immer größte Zurückhaltung in der Beurteilung solcher unspezifischer Nervenzellveränderungen auferlegt hat, besonders aber dann, wenn Beziehungen zu anderen eindeutig intravitalen Phänomenen nicht vorhanden waren oder wenn die Beschränkung der Zellveränderungen auf einzelne Kerngebiete keine Hinweise für Veränderungen schon während des Lebens boten.

Das fetale Gehirn neigt sicherlich weit mehr zu *artefiziellen Veränderungen* durch die technische Behandlung als das Erwachsenengehirn. Wir haben auf S. 4 schon darauf verwiesen, daß durch die Entwässerung Rißbildungen entstehen. Dies tritt in bestimmten Kerngebieten besonders häufig auf; es sind dies die Oliva inferior (Abb. 32), der Nucleus dentatus und das Ammonshorn (Abb. 33). Wie die Abbildungen zeigen,

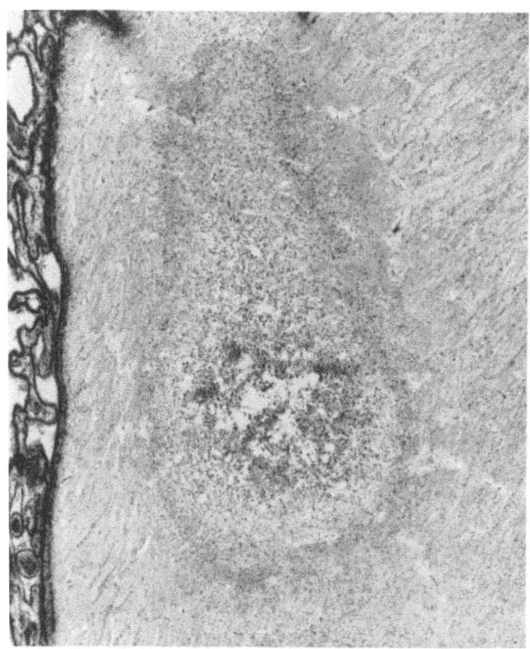

Abb. 33. Anschnitt des Ammonshornes im Calcar avis-Bereich. Starke artefizielle Zerreißung des Ammonshorns. (F 7 = 29 cm). H.-E. 32fach

können solche technischen Schädigungen, wenn die Kerne nur eben angeschnitten sind, einen Nekroseherd vortäuschen. Es sind aber nicht nur graue Bezirke artefakt-anfällig, sondern auch Faserbereiche. Die Abb. 34 zeigt einen typisch status-spongiosus-ähnlichen Auflockerungsbezirk um den Nucleus thalami anterior, der dem Markkranz um diesen Kern entspricht. Wie selektiv ein Gebiet von artefiziellen Veränderungen betroffen sein kann, ist aus der Abb. 35 ersichtlich. Hier ist das Putamen zerrissen, während die Umgebung gut erhalten ist.

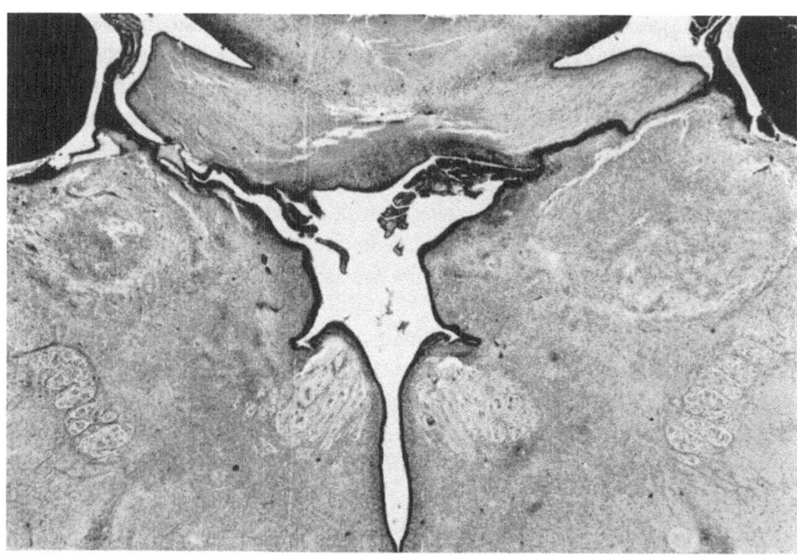

Abb. 34. Status-spongiosus-ähnliche Auflockerung des Markkranzes um den Thalamus anter als Entwässerungseffekt. (F 42 = 20 cm). van Gieson 13fach

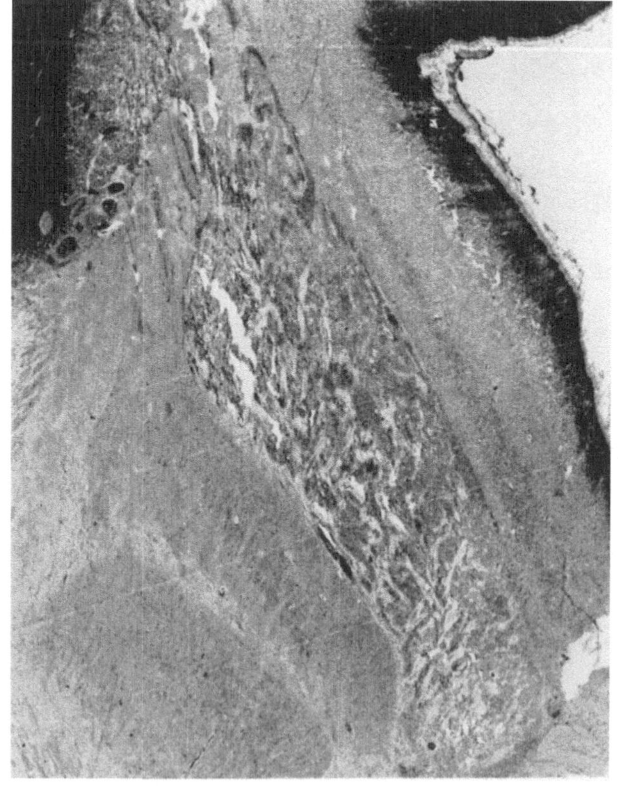

Abb. 35. Entwässerungsbedingte, selektive Zerreißung des Putamen innerhalb gut erhalte weißer und grauer Strukturen. (F 20 = 32 cm). H.-E. 11,5fach

Ähnliche Schwierigkeiten bereitet die Beurteilung intravitaler *Ödembildungen* bzw. Ödemnekrosen. Wir konnten mehrere Male zwar diffuse Markauflockerungen finden, ohne aber mit Sicherheit einen postmortalen autolytischen Prozeß ausschließen zu können. Lediglich in 2 Fällen (F 10, F 44) dürfte mit Wahrscheinlichkeit ein intravitaler Ödemschaden vorliegen. Er betraf besonders die occipitalen Markanteile und zeigte sich in perivasculären, fleckigen Markaufhellungszonen (Abb. 36). Zellige Reak-

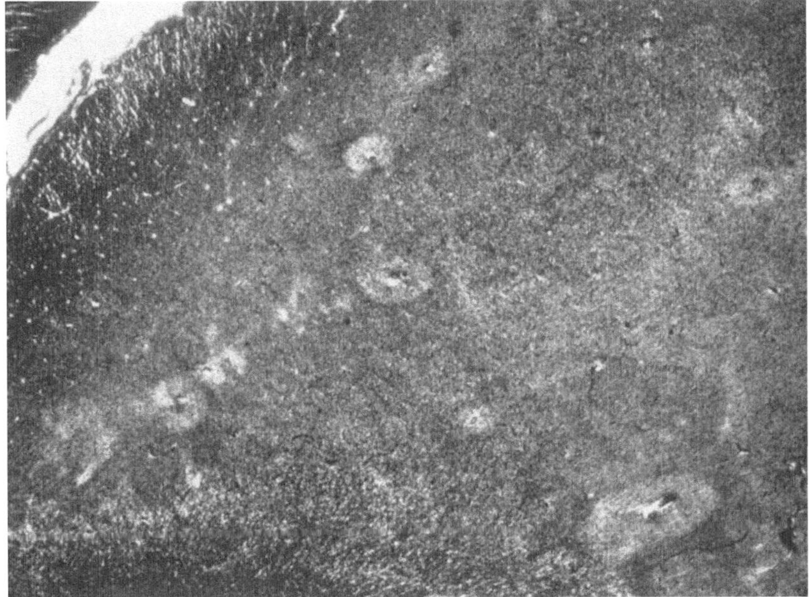

Abb. 36. Perivasale Ödemsäume in Occipitalmark. (F 44 = 28 cm). Mallory 28fach

tionen im Ödembereich oder seiner Umgebung waren nicht zu erkennen. Mit Färbungen nach KLÜVER-BARRERA, KANZLER, MASSON, MALLORY und VAN GIESON ließ sich jedoch kein perivasaler Plasmaaustritt um die gestauten Gefäße darstellen *.

Eine abnorme, birnenförmige *Ventrikelerweiterung* sahen wir lediglich einmal (F 8) am III. Ventrikel, ohne hierfür Ursachen angeben zu können (Abb. 37). Eine Hydrocephalusbildung durch Liquordrucksteigerung in der Frühfetalperiode erscheint wenig wahrscheinlich, da die Seitenventrikel mit dem III. Ventrikel durch die weit offenen Foramina interventricularia kommunizieren, die sich erst später im Verhältnis zur Ventrikelgröße einengen. Der III. Ventrikel ist nicht allseits von starren Wänden umgeben, sondern wird nach oben und nach caudal von der dünnen, nachgiebigen Decke der Lamina chorioidalis epithelialis ventriculi tertii und vom lockeren Gewebe der Tela chorioidea begrenzt. Wir sahen auch in den Fällen mit Zerstörung (F 7) bzw. Blutausfüllung (F 29) des Aquaeductes keine Erweiterungen des III. Ventrikels oder der Seitenventrikel. Allerdings erhebt sich die Frage, ob die Tamponaden des Aquaeductes schon lange genug bestanden hatten, um zu morphologischen Veränderungen der Ventrikelformen führen zu können.

---

* Bei kleineren Feten, bei denen das spätere Marklager noch als Intermediärschicht aufzufassen ist, ist die Beurteilung noch unsicherer.

Progressive oder regressive *Gliareaktionen* sind während der Frühfetalperiode bisher noch nicht beobachtet worden. Nach HALLERVORDEN u. MEYER (1956) werden die Astrocyten erst während der Fetalperiode zur Faserbildung fähig, während die Mikroglia offenbar noch später erscheint. Wenn man aber die von uns beschriebenen Abräumzellen des Cavum septi pellucidi (S. 17, Abb. 11), die auch HOCHSTETTER (1919) und LARROCHE u. BAUDEY (1961) erwähnen, als Gliazellen ansieht, so ist eine progressive Gliareaktion schon in der Frühfetalperiode möglich.

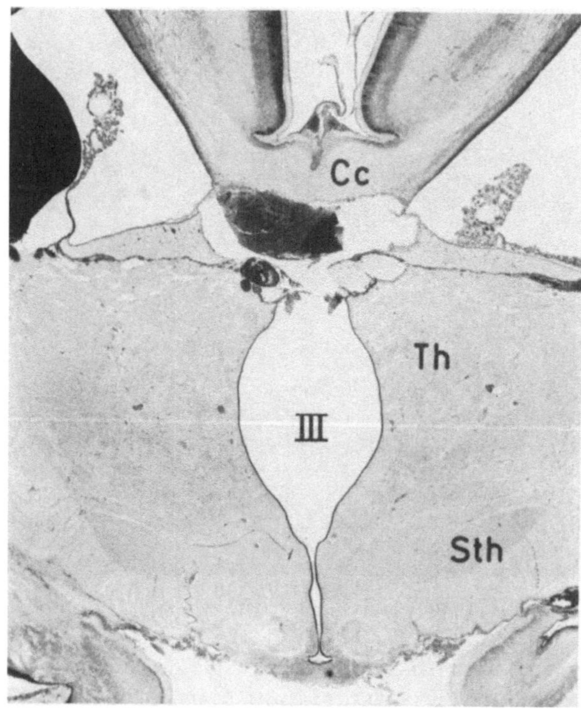

Abb. 37. Birnenförmige Erweiterung des III. Ventrikels (F 8 = 24 cm). H.-E. 6,5fach. Cc. = Corpus callosum, Hi. = Hippocampus, Sth. = Corpus subthalamicum, Th. = Thalamus, III. = III. Ventrikel

Bekanntlich können sich beim Feten *entzündliche Reaktionen* im engeren Sinne erst ab 6.—7. Schwangerschaftsmonat zeigen (RÖSSLE, 1923; WOHLWILL u. BOCK, 1933). LUNZENAUER (1959) konnte allerdings Zellinfiltrate in der Lunge eines 16 cm langen Feten finden, die aus mütterlichen und fetalen Leukocyten bestanden. Am Zentralnervensystem selbst sind Entzündungsvorgänge mit leukocytären Reaktionen im 5. Monat (MARINESCO, 1921) und von EICKE (1943) gegen Ende des 6. Monats beschrieben worden. Doch dürfte es sich hierbei wohl um Ausnahmefälle handeln.

Im Fall von MARINESCO war die Mutter im 5. Schwangerschaftsmonat an einer Poliomyelitis verstorben. Das Gehirn des Feten zeigte Erweiterungen der Venen des Hirnstammes und kleine Blutungen in Rinde, Stammganglien und Medulla oblongata. Außerdem schildert MARINESCO Infiltrationen der Gefäßwände mit Lymphocyten und mononucleären Zellen.

Eicke untersuchte ein 34 cm langes Zwillingspaar. Die Mutter hatte während der Schwangerschaft außer Anginen keine besonderen Erkrankungen durchgemacht. Beide Feten zeigten eine knötchenförmige Encephelatis in sämtlichen Teilen des Gehirns und eine frische Ependymitis mit Ependymbreschen. In einem der beiden Zwillingsgehirne war es zudem noch zu einem Verschluß des Zentralkanals für eine kurze Strecke durch frische Granulationsgewebe sowie zu einer leichten Meningitis gekommen.

Besondere Schwierigkeiten macht im embryonalen und fetalen Zentralnervensystem der *Nachweis von Blutabbauprodukten.* Töndury (1962) fand in den verschiedensten embryonalen und fetalen Organen gelbes Pigment, das er als Abbaustoff des Hämoglobins aus den Blutungsherden ansah. Vier dieser Fälle wurden näher untersucht. Aber nur in einem konnte das Pigment eindeutig als Hämosiderin angesprochen werden, während in den anderen Fällen wenigstens zwei verschiedene Abbaustufen des Hämoglobins vorlagen, die aber weder mit Hämosiderin noch mit Hämatoidin identisch waren. Sie waren bereits eisenfrei, aber noch nicht bis zum Bilirubin abgebaut.

Auch Sorba (1948) untersuchte bei einem Neugeborenen gelbe Pigmentkörner innerhalb einer spinalen, epiduralen Blutung. Die Turnbull-Reaktion war negativ. Aber auch die Gmelin-Probe auf Hämatoidin war nicht positiv; doch hält es der Verfasser für möglich, daß der untersuchte Pigmentextrakt zu wenig Hämatoidin enthielt. Er nimmt an, daß die lebenden Bindegewebszellen zwar Hämoglobin aufgenommen haben, vor dessen Umwandlung in Hämosiderin aber abgestorben sind. Das Hämoglobin wandelte sich dann in den toten Zellen in Hämatoidin um.

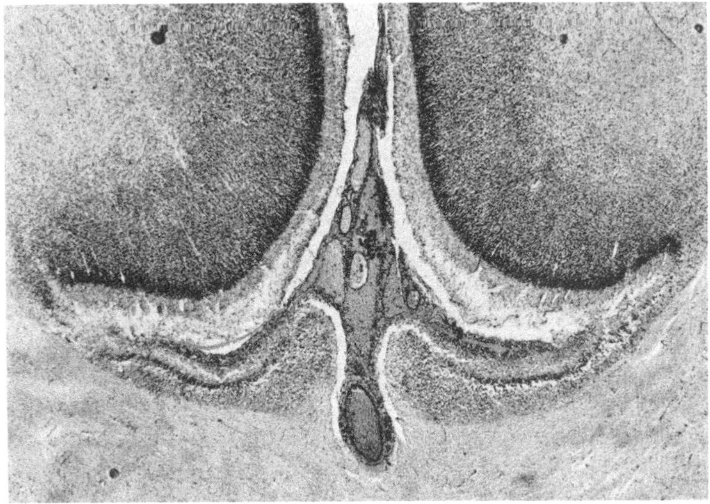

Abb. 38. Gefäßdystopie an der dorsalen Balkenseite. (F 25 = 30 cm). H.-E. 31fach

Auch wir haben im Plexus chorioideus häufig „gelbes Pigment" gesehen. Hierbei handelte es sich um grobe bis feine Schollen, die im allgemeinen intra-, vereinzelt aber auch extracellulär lagen. In den meisten Fällen war der räumliche Zusammenhang mit Blutungen einwandfrei nachzuweisen. Nur in einigen Fällen fanden sich keine Blutungen, sondern lediglich Pigment frei im Gewebe. Die Farbe schwankte von mittelbraun bis goldgelb. Im Seitenventrikelplexus ergaben die Eisenfärbung nach TURNBULL und die Berliner Blau-Reaktion positive Ergebnisse. Dagegen gelang es weder mit der Turnbull- noch mit der Berliner Blau-Reaktion, Eisen in Blutungen des zentralnervösen Gewebes nachzuweisen, obwohl in manchen Fällen nach den Anamnesen und auch nach den Befunden länger zurückliegende Blutungen anzunehmen waren.

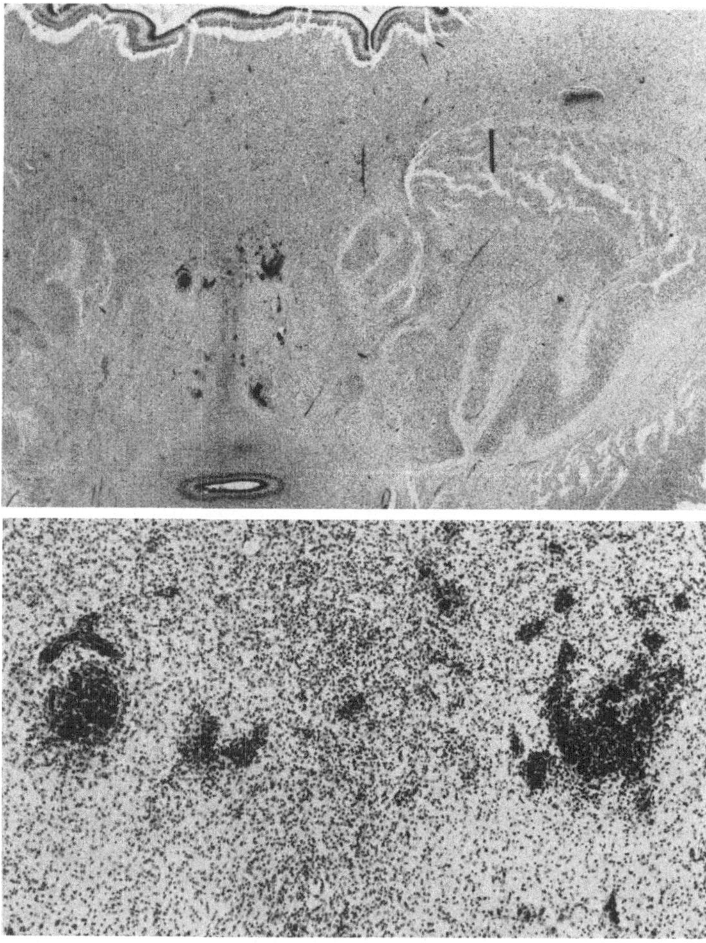

Abb. 39. Spindel- und Rundzellendysgenesien zwischen den Zahnkernen. Gleichzeitig kleine Rindenheterotopie. (F 42 = 20 cm). Nissl oben: 12fach; unten 70fach

Wir fanden in unseren 65 Fällen auffallenderweise keine schweren *Mißbildungen* des Gehirns wie Anencephalien, Spaltbildungen oder etwa Aplasien von Hirnteilen. Leichtere Verbildungen lagen allerdings 4mal vor. Bei F 8 (24 cm Sch-F-L) und F 25 (30 cm Sch-F-L) war ein normalerweise auf der dorsalen Balkenfläche verlaufendes Gefäß tief in die Balkenfaserung verlagert (Abb. 38). JACOB (1966) hat auf die Verbildungsmöglichkeiten in dieser „poliomyelencephalen Grenzzone" hingewiesen und auch auf die Möglichkeiten aufmerksam gemacht, daß Gefäßanomalien und -dystopien in diesen Dysgenesiekomplex eingehen können. Zwei andere Verbildungen (F 24, F 42) betreffen „Spindel- und Rundzelldysgenesien im Dentatumvließ", wie sie von BÉRARD-BADIER, COLMANT, JACOB, SOLCHER (1965) bei Neugeborenen beschrieben worden sind. Die Dysgenesien lagen bei F 42 beiderseits der Mittellinie zwischen den Zahnkernen. Es herrschten Rundzellen gegenüber den Spindelzellen mit eindeutiger perivasaler Anordnung vor (Abb. 39). Bemerkenswert erscheint, daß es im gleichen Fall zu einer Verlagerung von Rindenmaterial im Sinne einer Heterotopie zwischen Rinde und Dentatum gekommen war. Bei F 24 war die Dysgenesie geringer ausgeprägt, die Rundzellen überwogen aber auch hier die Spindelzellen.

Zur Pathogenese der Blutungen

Durch neuropathologische Einzelbefunde an Feten bei tödlichen Erkrankungen der Mutter wurde die Frage nach Zusammenhängen zwischen mütterlichen Erkrankungen und Veränderungen am fetalen Gehirn aufgeworfen.

NOETZEL (1949) konnte das Gehirn einer 24jährigen Frau untersuchen, die nach der 3. Salvarsaninjektion bei einer Sicherheitskur wegen eingetretener Schwangerschaft verstarb. Die Veränderungen im Gehirn der Mutter stimmten mit den in der Literatur geschilderten Befunden nach Salvarsanintoxikationen überein. Das Gehirn des 23 cm langen Feten zeigte dilatierte Gefäßzweige in Rinde und Mark des Groß- und Kleinhirns; in Matrix und Pons Blutaustritte aus den Capillaren, wobei sich auch hier die Erythrocyten nur zum kleineren Teil auf den Virchow-Robinschen Raum beschränkten und die Hirnsubstanz lediglich verdrängten, häufiger aber über die Gliagrenzmembran in das Mark vordrangen. Eine Reaktion des Hirngewebes auf die Blutaustritte wurde vermißt; es fehlten entzündliche Infiltrate, Ependymbreschen, Gliaknötchen und Poliferation der Glia. Nur vereinzelt fand man innerhalb der Ringblutungen zentrale Nekrosen. Der Autor stellte eine weitgehende Übereinstimmung des Krankheitsprozesses bei Mutter und Fet fest und nahm deshalb eine toxische Schädigung des Feten über die Placenta an. Eine Diapedesisblutung als Asphyxiefolge glaubte er ausschließen zu können, die zentralen Nekrosen sprachen dagegen.

GOERTTLER (1962) fand bei einem 90 mm großen Feten, dessen Mutter an einer Leukoencephalitis gestorben war, Blutungen im Gehirn. Ein ähnliches Bild bot auch der 5 Monate alte Fet einer an Poliomyelitis anterior acuta Verstorbenen. Der Autor läßt offen, ob es sich bei diesen Blutungen um Mitreaktionen des Keimes auf ein diaplacentar übergetretenes Agens (Virus) handelt.

Wir selbst (SOLCHER, 1964) haben das Gehirn eines durch Sektion gewonnenen Feten untersuchen können, dessen Mutter Epileptikerin war und im 6. Schwangerschaftsmonat in einen Status epilepticus geriet. Bei der Klinikaufnahme bot sie Zeichen einer Meningitis. Trotz intensiver Therapie mit Antileptica, Corticoiden und stoffwechselsenkende Maßnahmen kam es zu erneuten Krampfanfällen, zu einem Lungenödem und schließlich 15 Tage nach Beginn des Status zum Exitus letalis. Das Gehirn des Feten zeigte Blutungen in allen Regionen. Wir erörterten als pathogenetische Faktoren dieser Blutungen den Status epilepticus, die Meningitis, die therapeutischen Maßnahmen und den Kreislaufzusammenbruch der Mutter. Den Status epilepticus sahen wir jedoch als gravierendsten Moment an. Der Fall ist als F 6 in unserer Serie mit aufgenommen.

Eine umfassende Untersuchung von Fehlgeburten, sowie von Sektionsmaterial von Embryonen und Feten verdanken wir Töndury (1962). Die Mütter waren sämtlich an Virusinfektionen erkrankt.

Er fand eine Reihe von Veränderungen am Zentralnervensystem und betont, daß trotz des Befalls durch verschiedene Viren die Gleichartigkeit der gefundenen Schädigungen auffällt. In den Gehirnen fanden sich reichlich Blutungen, und zwar in der Intermediärschicht, die sich wie „Schnee an der Sonne" rasch und reaktionslos auflöst und verschwindet, Cysten verschiedenen Ausmaßes hinterlassend. Die Blutungen waren bei Grippe und Pneumonie am häufigsten, fehlten aber auch bei anderen Viruskrankheiten nicht. Sie stellen also eine allgemeine Reaktionsweise des Keimlings auf Viruswirkungen dar. Die jungen, noch unreifen Nervenzellen waren offenbar gegenüber Virusschädigung relativ wenig empfindlich. Weitgehend ausdifferenzierte Nervenzellen zeigten dagegen bereits die Reaktionen des Erwachsenen. Mit zunehmender Reifung des Nervengewebes stellt sich also auch die spezifische Gewebsaffinität gegenüber Viren ein.

Nach Naujoks (1936) sind intrauterine Fruchtschädigungen durch vasculäre, toxische, infektiöse und mechanische Faktoren möglich; doch dürften die kreislaufbedingten überwiegen. Hallervorden u. Meyer (1956) betonen, daß toxische, infektiöse und mechanische Einflüsse sich gleichermaßen und ausschließlich durch die begleitende Alteration der fetalen Blutzirkulation auswirken können. So ist es nicht erstaunlich, daß auch in unserem Material eindeutig vasal bedingte Schäden überwiegen. Wir fanden, darauf möchten wir besonders aufmerksam machen, in keinem Fall Hinweise für epidemische Infektionen der Mutter; in keinem Fall wurden Röntgenbestrahlungen durchgeführt. Weiterhin ist in unserem Material kein Fall mit bekannter Blutgruppenunverträglichkeit zwischen Mutter und Frucht enthalten; abgesehen von einer Leukämie (F 36) hatte keine der Mütter während der Schwangerschaft eine schwangerschaftsunabhängige Erkrankung.

Wenn wir versuchen, der Ätiologie der intrauterinen Cerebralschädigungen nachzugehen, so wird man die besondere *Zusammensetzung unseres Untersuchungsgutes* in Betracht ziehen müssen, das vorwiegend aus Fehlgeburten stammt. Nur wenige unserer Fälle sind *operativ* oder durch *Sektion* gewonnen worden. Bei einigen könnte man den Fruchtabgang mit Eklampsieerscheinungen oder mit Anomalien des Genitalapparates in Beziehung bringen. Der weitaus größte Teil stammt aber aus sogenannten „*Spontanaborten*", also aus Fruchtabgängen unbekannter Genese. Unter diesen bilden nach übereinstimmender Ansicht in der gynäkologischen Literatur die artefiziellen Aborte den Hauptanteil. Über die Höhe der Dunkelziffer dieser Abortart gehen allerdings die Meinungen auseinander. v. Pfaundler (1936) schätzte die durch Abtreibung endenden Befruchtungen auf 34,8%. Nach Hofmann (1961) liegt unter sämtlichen Aborten die der artefiziellen bei etwa 80%. Diese Zahl trifft sich, wie der Autor sagt, auch mit den Zahlen anderer Autoren.

Eingriffe werden anscheinend am häufigsten im 3. Schwangerschaftsmonat vorgenommen, in letzter Zeit wird eine Verschiebung zu höherem Schwangerschaftsalter vermutet. Wir haben in unserem Material nur wenige Fälle, die auf Grund von Befund oder Anamnese an einen unmittelbar vorausgehenden Eingriff denken lassen (F 2, F 5, F 8, F 20, F 57). Wie hoch allerdings die Zahl der Fälle ist, bei denen im Verlauf der Schwangerschaft mechanische oder medikamentöse frustane Versuche zur Fruchtbeseitigung unternommen wurden, läßt sich auch nicht annähernd schätzen.

Andererseits finden sich einige Fälle, die auf Grund der gesamten Vorgeschichte mit großer Wahrscheinlichkeit Unterbrechungsversuche ausschließen lassen (F 7, F 11, F 15, F 19, F 31, F 32, F 37, F 38, F 47).

Hinsichtlich der Spontanausstoßungen besteht die Frage, ob die zentralnervösen Schäden nicht auf *Traumatisierung* zurückzuführen sind. Sicherlich ist in Fällen mit einem ausgeprägten Kephalhämatom (F 1, F 24, F 37, F 44, F 65) dies durchaus in den Bereich der Möglichkeit zu ziehen. Eine stärkere mechanische Irritation läßt sich allerdings bei einer Reihe weiterer Fälle ausschließen. Es sind dies die durch Operation gewonnenen Früchte (F 12, F 28, F 36, F 43). Auch bei den in Steißlage geborenen Feten ist eine Gewalteinwirkung auf den Schädel weniger wahrscheinlich. Außerdem war ein Teil unserer Feten schon sicher intrauterin abgestorben, wofür die Maceration der Haut sprach.

Daß eine hypoxische Schädigung des Gehirns bei operativer Entfernung der Frucht eintritt, erscheint zumindest ungewöhnlich. NEVINNY (1936) beschrieb 4 Fälle von Schnittentbindungen ohne Rißverletzungen. 3 Fälle davon zeigten ausgedehnte Blutungen ins Zentralnervensystem, der 4. Fall eine Encephalitis Virchow mit starken Hyperämien der weichen Häute. Nur in einem dieser Fälle kam eine zusätzliche Traumatisierung des Kopfes in Betracht, während bei den übrigen auf eine schonende Entwicklung des kindlichen Kopfes besonders geachtet wurde. Er führt noch eine Reihe ähnlicher Mitteilungen aus der Literatur an (COLLES, LARINI, NAUJOKS, PFEFFER) und kommt zu dem Schluß, daß: „auch nach Kaiserschnitten nicht selten geburtstraumatische Schädigungen des Zentralnervensystems beobachtet wurden. Auch bei diesen Beobachtungen treten unter den Entstehungsbedingungen grobmechanische Ursachen in ihrer Bedeutung zurück. Hingegen sind — wie bei den Spontangeburten — wiederum Umstände, die zu asphyktischen Stauungszuständen führen, von sehr großer Bedeutung…". Auch wir halten es für berechtigt, für unsere Feten, die operativ entfernt wurden, solche Schädigungsmöglichkeiten anzunehmen, zumal bei diesen noch Lebensunfähigen keine Rücksichten erforderlich waren.

Es bleibt zu untersuchen, inwieweit Blutungen Ausdruck *agonalen Geschehens* sein können. Wie schwierig sich die Frage nach dem Zeitpunkt des Eintritts der Schädigung angesichts der geringen Reaktionsmöglichkeiten des fetalen Hirngewebes beantworten läßt, haben wir bereits am Beispiel der Nekrosen dargelegt. Etwas leichter ist diese Frage im Falle von Blutungen zu beantworten, da sie zweifellos noch während des Lebens entstanden sind. Bei einem großen Teil handelt es sich allerdings um agonale Vorgänge. Dafür spricht in erster Linie, daß zumindest zu einem gewissen Teil völlig gesunde und komplikationslose Schwangerschaften vorlagen, die lediglich artefiziell unterbrochen wurden; hier ist besonders auf die Unterbrechungen aus medizinischer Indikation zu verweisen. Leider können wir aus den Blutungen keine Hinweise auf ihre Entstehungszeit gewinnen, da der Hämoglobinabbau bis zur positiven Eisenreaktion entweder nicht erfolgte oder der Eisennachweis möglicherweise wegen der speziellen Verhältnisse des fetalen Hirngewebes nicht gelang. Wir haben auf diese Schwierigkeit bereits verwiesen.

Die *Ätiologie der Blutungen* in unserem Untersuchungsmaterial möchten wir zunächst an Hand derjenigen aus den ableitenden Hirnnerven besprechen. Zunächst könnte man an mechanische Faktoren denken, wie sie vor allem für die perinatale Blutung häufig erwogen wurden (KUNDART, 1890; SEITZ, 1907; BENEKE, 1910; HOLLAND, 1923; SIEGMUND, 1923; SCHWARTZ, 1924, 1964). Für mechanische Momente finden sich bei unseren zum Teil sicher intrauterin abgestorbenen Feten keine Hinweise trotz zahlreicher Blutungen gerade im Bereich dieser Venen. Die Annahme einer Abflußbehinderung durch Abklemmung der abführenden Hirnvenen unter den Fornixschenkeln (Schmidt, 1965) erscheint für die Frühfetalperiode wenig wahrscheinlich. Einmal ist der Hippocampus zumindest bei den jüngsten Fällen nicht voll ausgebildet und außerdem steht die Fissura transversa noch weit offen und dementsprechend ist eine wirksame Einengung der Venen nicht möglich.

Unter unserem Material befinden sich die Gehirne eines männlichen Zwillingspaares (F 60, F 61), das mit 27 bzw. 28 cm Sch-F-L nach vorzeitigem Blasensprung spontan ausgestoßen wurde. Beide Kinder lebten noch einige Zeit unter Schnappatmung, und zwar das zuerst ausgestoßene 16 min, das zweite 78 min. Bei Annahme einer Traumatisierung durch die Geburt wäre eine Schädigung des vorangehenden ersten Zwillings am ehesten zu erwarten gewesen. Die Untersuchung ergab aber das Gegenteil. Der nach 16 min gestorbene zeigte nur geringe im Plexus der Seitenventrikel, während die Bereiche der Vv. terminales und Vv. cerebri internae frei von Blutungen und Gefäßstauungen waren. Beim zweiten Zwilling dagegen fanden sich massivste Stauungen in den abführenden Venen mit bereits kleinen perivasalen Blutaustritten. Derartige, der herrschenden Meinung widersprechende Befunde könnten am ehesten aus der unterschiedlich langen Hypoxie bzw. Asphyxie bei der nur unzureichenden Schnappatmung vom Zeitpunkt der Ausstoßung bis zum Tode erklärt werden. Während der vorangehende Zwilling 10 min dieser Schädigung ausgesetzt war, dauerte diese beim zweiten die fünffache Zeit.

Wenn wir auch später in unseren Gegenüberstellungen von fetalen Schäden und mütterlichen Anamnesen Zwillingsschwangerschaften wegen der bekannten weiteren Schädigungsmöglichkeiten ausgelassen haben, so halten wir es für vertretbar, für die Frage der Stauung und Blutung der inneren Hirnvenen diesen besonders günstig gelagerten Fall zu benutzen. Das Zwillingspaar F 60/61 weist auch in der Schwangerschaftsanamnese keine Besonderheiten auf; der Befund ließ dazu noch — wie wir schon hervorhoben — auf frische Veränderungen im Bereich der inneren Hirnvenen schließen. Die Zwillinge selbst, die praktisch gleiche Größe aufwiesen, boten keinen Anhalt für Störungen, wie sie speziell für Mehrlingsschwangerschaften, z. B. als Folge unterschiedlicher Blutversorgung von der Placenta her, bekannt sind. Unser Zwillingspaar F 41/42 läßt bei dem auffallenden Größenunterschied (F 41 = 29 cm, F 42 = 20 cm) solche Störungen vermuten.

Wir wissen zwar nicht sicher, auf welche Art die besondere Beteiligung der inneren und äußeren Hirnvenen zu erklären ist, möchten aber zunächst einmal annehmen, daß die Ursache in einer Abflußstauung bei Versagen des Herzens zu suchen ist. Nach Goerttler (1961) können bei ständiger Blutzufuhr und gleichzeitiger Abflußbehinderung zunächst die Diapedesisblutungen erheblichen Ausmaßes entstehen. Er sah bei mehreren z. T. aus dem Uterus entnommenen Feten — leider fehlt eine Größenangabe — multiple Einblutungen in die Stammganglien, Plexus chorioidei, Ventrikel und Arachnoidea. Auch ohne Tentoriumzerreißung fand er häufig Subarachnoidal- und Ventrikelblutungen bei nicht ganz reifen Früchten. 1962 ergänzte er noch, daß Ödeme und Blutungen als Folgen von Kreislaufstörungen anzunehmen sind, was oft nur an erheblichen Gefäßdilatationen als einzigem Merkmal der Funktionsstörung ablesbar wird.

Klinisch leicht erkennbare und auch aus den Anamnesen zu erschließende Sauerstoffmangelsituationen des Feten und zumal des fetalen Zentralnervensystems sind bei placentaren Anomalien und Funktionsstörungen zu erwarten. Nach Knörr (1959) können uterine Blutungen häufig zu Sauerstoffmangelzuständen des embryonalen und fetalen Gehirns führen. Auch TEN BERG (1961) wies auf anatomische und funktionelle Störungen der Placenta als mögliche Ursache cerebraler Defekte hin.

Um einen weiteren Einblick in Ätiologie und Pathogenese der Blutungen zu gewinnen, haben wir in der Tab. 2 die mütterlichen Anamnesen den fetalen Befunden gegenübergestellt. Die Stärke und Ausdehnung der fetalen Cerebralblutungen wurden in drei Grade eingeteilt. Dabei bedeutet der erste Grad (+) fehlende oder ganz geringe Blutungen, im zweiten (+ +) sind die Blutungen ausgedehnter, ohne daß es zu gröberen Zerstörungen zentralnervösen Gewebes gekommen ist, während dies beim dritten Grad (+ + +) vorwiegend der Fall ist.

Tabelle 2. *Blutungen in Gehirn und Tela chorioidea superior in der Frühfetalzeit und das Verhältnis zu den mütterlichen Anamnesen*

Fet			Mutter			
Nr.	Blutungs-stärke	Besonderheiten	Alter	Aborte	Gebur-ten	Besonderheiten
1	+ + +	Cephalhämatom	38		3	Seit 2 Mo. leichter, blutiger Ausfluß
2	+ +		22			Seit 8 Tg. leichte Blutung. Temperatur
5	+ +		32		2	Seit 6 Wochen grünl.-schleimiger Fluor. Seit 4 Tg. Temperatur
6	+ + +	Sektionsfall	37		2	Stat. epilept. Entzündl. Liquor
7	+ + +		29	2	1	Vor 3 Wo. mäßige Blutung
8	+ + +		23			Seit 1 Tg. Temperatur und mäßige Blutung
9	+		19			Seit 1 Tg. Blutung
10	+ + +		27			Erhöhter Blutdruck. Temperatur
11	+ +	Nabelschnur-umschlingung, Cephalhämatom	23			Mehrfache Blutungen
12	+ +	Interruptio	33	1	3	Phasische Psychose
14	+ + +		23	1	1	Vor 5 Wo. längere Schmierblutung
15	+ + +		20			Mehrfach längere Blutungen
18	+ + +		33	1	2	Kurzdauernde Blutungen
19	+ +		34	1		Mehrfach Blutungen
20	+ + +	Sektionsfall	?			Verdacht auf medi-kamentösen Abort
21	+ +	Steißlage	21			Vor 2 Tg. Frucht-wasserabgang
22	+ + +		26	3		Uterus bicornis. Mehrfach längere Blutungen

Tabelle 2 (Fortsetzung)

Fet			Mutter			
Nr.	Blutungs-stärke	Besonderheiten	Alter	Aborte	Gebur-ten	Besonderheiten
23	++		23	1	1	Vor 4 Tg. starke Blutung
24	++	Cephalhämatom	35		2	Seit 6 Wo. mehrfach Blutungen
25	++		36	2	2	2 Tg. vor Ausstoßung Polioschluckimpfung, kurz danach Blutung
26	++		30		2	Mehrfach kurze Blutungen
27	+++	Nabelschnur-umschlingung	29		4	Seit 8 Tg. mäßige Blutung
28	+	Operativ gewonnen	29			Nebenhorngravidität
29	++		25		1	
30	++		34	3	5	Seit 3 Wo. Schmier-blutung
31	+		25		4	Vor 6 Wo. kurze Blutung
32	++	Steißlage	25		2	Seit 8 Wo. mehrfach kurze Blutungen
33	+	Steißlage	39	1	1	Mehrfach kurze Blutungen
34	+	Zwilling	31		3	Mehrfach kurze Blutungen
35	+	Zwilling				
36	+	Interruptio	37			Leukämie
37	+++	Cephalhämatom	25			Seit 2 Mo. Blutung
38	++		36	4		Uterus bicornis. Mehrfach kurze Blutungen
39	++		28		1	
40	+		22			
41	+	Zwilling	24		1	Vorzeitige Placenta-lösung
42	+++	Zwilling				
43	+++	Interruptio	40			Zustand nach Mammaamputation
44	++	Cephalhämatom	25			Mehrfach kurze, seit 5 Tg. Dauerblutung
45	+++		24			Seit 8 Tg. Blutung
46	++		27			
47	++		30			Seit 1 Tg. Blutung
48	+		35		7	
49	+		37		2	Uterus myomatosus
50	++		19		1	
51	+		31		2	Mehrfach kurze Blutungen

Tabelle 2 (Fortsetzung)

Fet			Mutter			
Nr.	Blutungs-stärke	Besonderheiten	Alter	Aborte	Gebur-ten	Besonderheiten
52	+ +					
53	+ +	Hämorrhagischer Infarkt	28 26	2		Vagina duplex
54	+		27			
55	+ + +		20			
56	+ + +		27	1	1	Vor 2 Tg. Frucht-wasserabgang
57	+		35	2		
58	+ +		36			Präeklampsie, Anurie, vorzeitige Placentalösung
59	+ + +		20			Seit 2 Tg. Blutungen
60	+	Zwilling	30	2	3	
61	+ +	Zwilling				
62	+ + +		25	2		Mehrfach erhebliche Blutungen
63	+		29	1	1	Im 2. Mo. geringe Blutung. Vor 3 Tg. Fruchtwasserabgang
64	+	operativ gewonnen	35		1	Collum-Carcinom
65	+ + +	Cephalhämatom	17		1	Seit 3 Tg. bräunlicher Fluor
66	+ + +	Nabelschnur-umschlingung. Hämorrhagischer Infarkt	23		2	
67	+	Infarkt im Plexus chorioideus	28		1	Hohe Temperaturen
69	+ +		21			In der letzten Woche leichte Blutung
70	+ +		19			
71	+		33		2	

Die Verteilung der Blutungsstärken innerhalb unserer 65 Feten geht aus der folgenden Zusammenstellung hervor. Wir haben hier auch noch die kleineren Feten von den größeren getrennt aufgeführt. Dabei zeigt sich aber keine höhere Blutungsneigung in einer dieser beiden Untergruppen, so daß eine allgemeine stärkere Gefährdung in bestimmten Entwicklungs- oder Größenabschnitten innerhalb unseres Materials nicht anzunehmen ist.

	+	+ +	+ + +	gesamt
bis 23 cm Sch-F-L	10	11	10	31
über 24 cm Sch-F-L	9	14	11	34
gesamtes Material	19	25	21	65

Für die weitere Analyse haben wir die drei Zwillingsschwangerschaften ausgesondert, da hier durch die speziellen Verhältnisse noch weitere Schädigungsmöglichkeiten gegeben sein können. Die verbleibenden 59 Schwangerschaften bringen aufgegliedert nach den häufigsten Schwangerschaftsstörungen folgende Zahlen:

	+	++	+++	gesamt
Blutung ohne weitere Komplikation	4	8	7	19
Blutung mit weiteren Komplikationen	1	6	6	13
Blutungen insgesamt	5	14	13	32
leere Anamnesen	5	6	1	12
keine Blutungen, aber Komplikationen; Interruptionen	5	4	6	15
	15	24	20	59

Unser Material gibt keinen Hinweis darauf, daß die angenommene höhere Gefährdung der Frucht bei höherem Alter der Mutter sich auch in Form cerebraler intrauteriner Blutungsbereitschaft äußert.

	+	++	+++	gesamt
Mütter bis 29 Jahre alt	8	15	15	37
Mütter über 30 Jahre alt	8	9	4	21
				58

(Bei F 20 ist das Alter der Mutter nicht bekannt.)

Auf einige anamnestische Besonderheiten möchten wir aufmerksam machen; da es sich nur um interessante Einzelfälle handelt, können keine allgemeinen Schlüsse daraus gezogen werden. Es bestanden mehrfach Genitalanomalien (F 26 und F 38, F 49, F 53); zu präeklamptischen Zuständen war es bei F 10 und F 58 gekommen; eine Leukämie lag bei F 36 vor. Nabelschnurumschlingungen des Halses fanden sich bei den Feten F 11, F 27, F 66. Daß die Polioschluckimpfung (F 25) mit der kurz danach einsetzenden Blutung und schließlichen Fehlgeburt in Zusammenhang steht, möchten wir bezweifeln.

Wenn wir den Versuch unternommen haben, einer Klärung der Ätiologie der cerebralen Fetalblutungen näherzukommen, so war uns von vornherein bewußt, daß unser Material für allgemein gültige Aussagen zu klein ist. Dennoch hat sich sehr deutlich gezeigt, welche Schwierigkeiten einem solchen Unterfangen überhaupt im Wege stehen. Es ist ja nicht nur mit der Dunkelziffer der Abtreibungsversuche und der gelungenen artefiziellen Aborte zu rechnen, sondern es hat sich auch herausgestellt, daß einerseits Feten bei völlig leeren Anamnesen auch Cerebralblutungen aller Grade aufweisen und andererseits häufig mehrere Schädigungsmöglichkeiten vorliegen. Im letzteren Falle ist eine Entscheidung darüber, was für den Schaden ursächlich in Betracht kommt, kaum möglich, wenn man nicht eine Kombination bzw. Summation von Schäden verantwortlich machen will. Die von uns gefundene Häufung von schweren Blutungen in solchen Kombinationsfällen läßt daran denken. Trotz einer Häufung schwerer fetaler Cerebralblutungen (+ + +) bei mütterlichen Blutungen während der Schwangerschaft, halten wir es auf Grund unseres Materials noch nicht für berechtigt, eine Sauerstoffmangelsituation als pathogenetischen Hauptfaktor anzuschuldigen, obwohl — wie wir weiter oben ausführten — manche Argumente dafür sprechen.

Auf Grund dieser Überlegungen haben wir bei dem fast ubiquitären Vorkommen von fetalen Cerebralblutungen Bedenken, ätiologische Zusammenhänge mit Infektionen (TÖNDURY, 1962; GOERTTLER, 1962), Überempfindlichkeitsreaktionen (NOETZEL, 1942) oder einem Status epilepticus (SOLCHER, 1964) *zu stark in den Vordergrund zu stellen.* Die Schädigungsmöglichkeiten im Verlauf einer Schwangerschaft und bei der Ausstoßung der Feten sind so zahlreich, daß nur durch ein sehr umfangreiches Material und unter Berücksichtigung vieler Faktoren Hinweise auf die Ätiologie der fetalen Cerebralblutungen zu erwarten sind.

Zur Topik frühfetaler Blutungen

Die Durchsicht unseres Materials zeigt ein weitgehend übereinstimmendes Grundmuster der Blutungen mit besonderen lokalen Schwerpunkten. Keinesfalls lassen sich die Blutungen als einfache Rückstauungen bei Stasen in den ableitenden Hirnvenen erklären, finden sich doch teilweise starke intracerebrale Blutungen ohne wesentliche Veränderungen an den ableitenden Venen. Auch dort, wo zwar schwere Stauungen und Blutungen an den Vv. cerebri internae vorliegen, jedoch gleichsinnige Veränderungen an den Vv. terminales fehlen, dürften sich die Blutungen im nervösen Parenchym des Abflußgebietes der Vv. terminales allein aus solchen lediglich partiellen Gefäßstauungen nur unzureichend erklären.

Unter den von Blutungen betroffenen Gebieten stehen die Plexus der Seitenventrikel, die Rinde und der Balken-Fornix-Bereich mit Häufigkeit und Ausmaß an erster Stelle. Im Vergleich zu seltener betroffenen Gebieten handelt es sich hier um solche, die in der Frühfetalzeit besondere Phasen ihrer Entwicklung durchmachen.

Der Balken, der sich noch zu Beginn des untersuchten Zeitraumes auf ein kleines Gebiet zwischen den vorderen Anteilen der beiden Hemisphären beschränkt, wächst in einer stürmischen Entwicklung innerhalb weniger Wochen über den gesamten III. Ventrikel nach caudal und vergrößert sich damit um ein Vielfaches seines Volumens. Die Plexus der Seitenventrikel lassen zu dieser Zeit nicht nur besondere eigentümliche Entwicklungsvorgänge erkennen, sondern mit ihren phasengebundenen Wandlungen auch eine besondere, wenn auch noch ungeklärte Funktion vermuten. Jedenfalls muß man angesichts der stark glykogenhaltigen Epithelien des telencephalen Plexus mit ihrem hellen, großen Zelleib und dem apikal gelegenen Kern (J. ARIËNS KAPPERS, 1958) daran denken. In der Rinde laufen außer den Stratifizierungsvorgängen und der beginnenden Ausreifung von Ganglienzellen vor allem die ersten Furchungen ab. Wenn auch in der Literatur umstritten ist, wann die ersten Fissuren und Sulci auftreten und es vielfach nicht sicher scheint, ob Artefakte unter gewissen präparatorischen Umständen Furchenbildungen vortäuschen können, läßt sich dies in unserem Material auf Grund besonderer intravitaler pathologischer Vorgänge, sozusagen indirekt, wesentlich sicherer beurteilen. Da es in den Windungstälern bevorzugt zu Blutungen kommt, ist es eindeutig, daß die betreffenden Furchenbildungen intravitale Vorgänge darstellen, die sich innerhalb der Embryonal- oder frühen Fetalzeit entwickeln, nicht aber um manipulationsbedingte Artefakte.

Daraus zeigt sich, daß die Orte häufigster und massivster Blutungen mit Orten besonderer Wachstumsleistungen und Differenzierungsvorgänge zusammenfallen. Insofern decken sich die Prädilektionsorte für Blutungen bzw. örtliche Blutungsanfälligkeit mit besonderen zentralnervösen Entwicklungszonen und es wird ablesbar, daß die Blutungen sich bevorzugt dort einstellen, wo die Entwicklungsvorgänge in eine *„kritische"* oder *„sensible Phase"* eingetreten sind.

PLIESS (1962) kommt in einer Literaturübersicht über unsere derzeitigen Kenntnisse der Pränatalschäden zu folgender Definition der *kritischen und sensiblen Phasen:* „Unter kritischen Phasen versteht man Zeitpunkte, in denen gefährliche Klippen im Ablauf der Blasto- und Embryogenese vorliegen. Die kritischen Entwicklungsphasen entsprechen im einzelnen offenbar dem ständigen zeitlichen und lokalisatorischen Wechsel kritischer Stoffwechselprozesse in den entsprechenden Blastemen. Als sensible Phasen werden dagegen die Zeitpunkte im Ablauf der Blasto- und Embryogenese bezeichnet, in denen eine besonders ausgeprägte Empfindlichkeit gegen exogene Noxen besteht. Die sensiblen Phasen dürfen nicht mit kritischen verwechselt werden ... Zwischen den beiden Phasen kann ein kürzeres oder längeres Zeitintervall liegen; sie können aber auch zeitlich zusammenfallen."

Die phasenspezifische Empfindlichkeit gegen exogene Schäden in Rinde, Seitenventrikelplexus und Balken-Fornix-Bereich äußert sich offensichtlich lediglich in Blutungsbereitschaften. Diese aber dürfen sich nicht nur aus besonderen Anfälligkeiten umschriebener Gefäßbezirke erklären, sondern darüber hinaus aus entwicklungsbedingten bzw. phasenspezifischen Gegebenheiten und örtlichen Störungsbereitschaften des inneren Gewebsmilieus.

Für die spezielle Topik frühkindlicher Hirnschäden werden also sowohl örtliche Gefäßanfälligkeiten (Vasoklise nach SPIELMEYER) als auch ortsspezifische zell-, gewebs- oder stoffwechselbedingte, also allgemein pathokline Besonderheiten (C. u. O. VOGT) bestimmend. Allerdings ist zu berücksichtigen, daß die „anfälligen Strukturen" des Fetenhirns zumindest nicht immer den Vorzugsorten am Erwachsenengehirn entsprechen, vielmehr wird das Gesamtbild durch die Besonderheiten der Entwicklungsvorgänge des Zentralnervensystems bis in die Postnatalzeit hinein geprägt. Mitunter allerdings lassen sich auch Übereinstimmungen in bezug auf gewisse Prädilektionsorte für pränatale und postnatale Krankheitsprozesse erkennen (JACOB, 1958).

Morphologische Bilder und klinische Folgen nach Überleben fetaler Cerebralschädigungen

Die von uns dargestellten fetalen cerebralen Blutungen sind überwiegend nicht als Ursache der Aborte anzusehen. Es sind Fälle bekannt, bei denen Schädigungen des Gehirns während der Intrauterinzeit keinen Einfluß auf den weiteren Verlauf der Schwangerschaft hatten. Das eklatanteste Beispiel dafür, welche erheblichen Schäden mit dem Weiterleben der Frucht zu vereinbaren sind, dürfte eine Beobachtung von SEITZ (1907 a) darstellen. Hier erlitt die Mutter während der Schwangerschaft ein exzessiv schweres Trauma gegen den Leib, es trat sofort eine starke Genitalblutung auf. Die Schwangerschaft blieb intakt, und das Kind starb 5 Std nach der zum normalen Termin erfolgten Geburt. Bei der Sektion zeigte sich, daß vom Großhirn Stirn- und Scheitellappen fehlten, vom Occipitallappen waren nur der hintere Teil, vom Temporallappen nur ein Teil vorhanden. — Besonders in der Gutachtenpraxis immer wieder auftauchenden Bagatelltraumen ist in diesem Zusammenhang selbstverständlich keine Bedeutung beizumessen. — Auch bei den Anencephalien pflegen trotz fehlender Anlage oder schwerster Zerstörung des Groß- und Kleinhirns und selbst bei Fehlen der oberen Hirnnervenkerne die Schwangerschaften intakt zu bleiben (Zusammenstellung bei SOLCHER, 1963). Sie sterben gewöhnlich erst unter der Geburt oder kurz danach, da eine ausreichende Umstellung auf das extrauterine Leben nicht möglich ist. Sobald aber ein gewisser Grad von Funktionstüchtigkeit des Zentralnervensystems gewährleistet ist, ist bekanntlich trotz erheblicher Hirnschäden ein extrauterines Weiterleben möglich.

Schädigungen, die das Gehirn während seiner Entwicklung treffen, können zu Zerstörungen an umschriebenen zentralnervösen Partialsystemen führen, die Agenesien vortäuschen. BECKER (1952) hat dies experimentell an jungen Hunden durch Paraffininjektionen in die A. carotis int. einer Seite am Beispiel des Balkens dargestellt. Da es sich hier nicht um einen schon im Keimplasma bestimmten angeborenen Mangel handelt, sondern die „Agenesie" aus Einwirkungen äußerer Ursachen auf bereits angelegte Teilsysteme resultiert, schlägt er den Begriff „Pseudoagenesie" vor. Solche Pseudoagenesien sind durch Vernichtung von Keimmaterial in der Primitivphase der Entwicklung eher zu erwarten als am ausreifenden Gehirn. Hier können die Veränderungen immer mehr auf den primären Angriffspunkt der Schädigung beschränkt bleiben. Außerdem lassen sich spätere Zerstörungen durch Reaktionen von Glia und Mesenchym morphologisch leichter als solche abgrenzen. Allerdings sind die angeführten Fakten sehr von der Intensität und dem Ort der Einwirkung abhängig, so daß sie nur als grobe Orientierung gebraucht werden können.

Auf Grund eines eigenen Falles und eines weiteren von HEUBNER haben SPATZ u. ULLRICH (1931) auf die Möglichkeit der Entstehung von Aplasien der Hirnnervenkerne als Folge exogener Einflüsse hingewiesen. Die teratogenetische Terminationsperiode lag hier allerdings bereits in der Embryonalzeit (ULLRICH, 1936). Der Nucl. abducens fehlte in dem Fall von SPATZ u. ULLRICH völlig und „auch kein ‚leeres Nest' aus gliösem Gewebe (GUDDEN) deutete seine Stelle an".

Die Frühfetalzeit stellt nun eine Übergangsperiode dar. Manche Teile des Gehirns haben schon weitgehend ihre Entwicklung abgeschlossen, während andere eine geradezu stürmische erst beginnen. Es können daher in dieser Zeit Schäden gesetzt werden, deren Folgen von der Pseudoagenesie über die Heterotopie bis zum kleinen örtlich begrenzten Defekt reichen. GOERTTLER (1959) hat das mittlere Drittel der Intrauterinzeit folgendermaßen charakterisiert: „Die Verminderung teratogenetischer ‚Effekte' eines Krankseins in utero läßt nach zunehmender Organisation und Differentiation menschlicher Früchte nur noch Entwicklungsstörungen zu, die sich in mehr oder weniger harmonischem ‚Entwicklungsverzug' manifestieren, oder in der sekundären Zerstörung bereits angelegter Strukturen."

Wir können also bei Hirnveränderungen, die durch exogene Ursachen in dieser Zeit entstanden sind, sowohl leichtere Entwicklungsstörungen als auch örtliche Defekte erwarten. Letztere zeichnen sich dadurch aus, daß auch „die bleibenden reaktiven Veränderungen an Glia und Bindegewebsapparat in der Umgebung des zugrunde gegangenen und resorbierten Gewebes auffällig gering sind" (SPATZ, 1920).

Es dürfte bei unseren derzeitigen Kenntnissen unmöglich sein, die einzelnen Formen der Veränderungen nach Schädigung in der Frühfetalperiode am ausgewachsenen Gehirn auch nur annähernd zu bestimmen. Man kann nur allgemein feststellen, daß als Folge von Blutungen — soweit sie nicht spurlos verschwinden werden — Defekte in allen Teilen des Gehirns möglich sind. Ob die häufigen Blutungen im Plexus des Seitenventrikels zu Störungen im Liquorsystem führen oder gar Anlaß zu einem Hydrocephalus geben können, muß offen bleiben. Im Balken-Fornix-Bereich dürften nach schweren Störungen noch erhebliche Bildungsanomalien zu erwarten sein. Das gleiche gilt für die Rinde, bei der sowohl örtlich begrenzte Defekte im Sinne einer Porusbildung nach schweren Blutungen in der Rinde selbst zu erwarten sind, als auch Entwicklungsstörungen im Windungsrelief oder der Cytoarchitektonik bei Migrationsstörungen oder -hemmungen infolge tieferliegender Schädigungen. Es ist auch zu erwägen, ob das abfließende Blut entlang der Tela chorioidea superior bei schweren Blutungen aus den medialen Hirnvenen nicht zu Schäden im Bereich des Ammonshorns führen kann.

In einem von GOERTTLER (1959) aufgestellten Schema hinsichtlich Korrelation zwischen endogen bedingter Widerstandsfähigkeit und der Intensität exogener Schädigungen wird auch auf die Möglichkeit einer „Lebensschwäche" oder „Unreife" hingewiesen; solche unreifen und lebensschwachen Früchte brauchen selbst histologisch nicht fehlgebildet zu erscheinen. Diese Überlegungen auf das Gehirn übertragen, legen es nahe, auch manche neuropathologisch befundlosen organischen oder psychischen Veränderungen, z. B. sogenannte „befundlose Idiotien", auf intrauterine Schädigungen zurückzuführen.

Einen ähnlichen Gedanken äußerte COURVILLE (1952) für perinatale Schäden, wenn er fragt: "If asphyxis may provoke a pronounced and prolonged psychoneurosis: may some instances of intractable functional disorders have their genesis in minor and overlooked episodes of neonatal anoxia? May not many cases of low mentality and of behavior disorders be likewise explained."

Fragen nach Verhaltensstörungen als Folge frühkindlicher Hirnschädigung stellte LEMPP (1964) in den Mittelpunkt einer Untersuchung. Er fand unter 505 Kindern mit milieureaktiv bedingten Verhaltensauffälligkeiten oder Neurosen, daß „nur 10% dieser Kinder frei von anamnestischen Hinweisen auf durchgemachte Organschädigungen oder pathologische Befunde waren. Bei einem Drittel der Fälle konnte mit hinreichender Sicherheit, bei zwei Dritteln mit gewisser Wahrscheinlichkeit die Diagnose einer frühkindlichen Hirnschädigung gestellt werden." Bei der Gegenüberstellung mit einer unausgewählten Gruppe ließ sich statistisch eine Häufung von Schwangerschaftsstörungen und Störungen in der Säuglingsentwicklung sowie der statisch-motorischen Entwicklung zeigen.

Zu ähnlichen Ergebnissen war KREMLING (1963) bei der klinischen Untersuchung von 70 Kindern gekommen, deren Mütter während der Schwangerschaft geblutet hatten. Nur 14mal fand er eine altersgemäße Entwicklung. Von besonderem Interesse ist seine Aufteilung, nach der bei Blutungen in der ersten Schwangerschaftshälfte häufiger Störungen in der Motorik vorhanden sind, während Blutungen in der zweiten Hälfte eher eine Beeinträchtigung von Psyche und Intelligenz hinterlassen.

Versuch einer Abgrenzung des prä- vom perinatalen Hirnschaden

Die Manifestationszeit einer Schädigung läßt sich dann verhältnismäßig leicht bestimmen, wenn akute Veränderungen, also etwa frische Blutungen, vorliegen. Unsicherer werden die Aussagen am fetalen oder Neugeborenengehirn, sobald einige Zeit vergangen ist. Da unsere Kenntnisse über die Art und den zeitlichen Ablauf pathogenetischer Vorgänge während der Entwicklung des Zentralnervensystems beim Menschen noch nicht ausreichend sind, pflegt man vielfach unzulässigerweise Daten aus der Erwachsenenpathologie zur Erklärung intrauteriner oder frühkindlicher Reaktionen heranzuziehen. Unmöglich ist die Entscheidung über den Schädigungszeitpunkt aber, sobald ein Erwachsenengehirn alte Defekte ausweist, die mit einer sogenannten frühkindlichen Hirnschädigung in Zusammenhang gebracht werden. Sobald die Schäden einige Zeit zurückliegen, erlauben selbst feinmorphologische Analysen keine sichere Unterscheidung zwischen prä- und perinataler Entstehung.

Wie unsicher unsere pathogenetischen Deutungen sein können, demonstriert die schon seit VIRCHOW u. JASTROWITZ anhaltende Diskussion über die Encephalitis interstitialis congenita (VIRCHOW). Seit nahezu 100 Jahren stehen sich hier recht unterschiedliche Meinungen gegenüber. Während von einem Teil der Autoren die fettbeladenen Gliazellen als physiologischer Zustand bei Markscheidenentwicklung angesehen werden, vermuten andere ein pathologisches Geschehen. Obwohl besonders GUILLERY (1923) klärend in diesen Streit eingreifen konnte und ein Sowohl-als-Auch herausstellte, hat SCHWARTZ (1964) wiederum grundsätzlich jede intracelluläre Fetteinlagerung in die Glia als Ausdruck pathologischer Vorgänge gedeutet. FLEISCHHAUER u. HILLEBRAND (1966) und FLEISCHHAUER (1967) konnten durch systematische Untersuchungen des Balkens von neugeborenen Katzen in jüngster Zeit eindeutig nachweisen, daß zumindest die Gliavermehrung in ursächlichem Zusammenhang mit der Bemarkung steht.

Unsere Untersuchungen haben eine gewisse Topik der frühfetalen Blutungsschäden erkennen lassen. Es wäre von Interesse zu wissen, ob eine ähnliche Bevorzugung bestimmter Strukturen auch für perinatale Schädigungen besteht und inwieweit sie sich etwa mit der Verteilung bei fetalen Schäden deckt oder unterscheidet. Leider fehlt es aber an umfassenden, eingehenden Durchuntersuchungen von Neugeborenengehirnen. Lediglich Ansätze eines solchen Vergleiches können gemacht werden.

GRÖNTOFT (1953) hat bei 319 Autopsien perinataler Todesfälle 120mal makroskopisch sichtbare Blutungen gefunden, davon waren 57 schwere Blutungen. Die intracerebralen Blutungen zeigten, aufgeteilt nach Reife bei der Geburt, folgende Verteilung:

	Früh-geburten	Reif-geborene
Blutungen der Vena terminalis	27	0
Blutungen im Plexus chorioideus	0	1
Blutungen im cerebralen Parenchym	2	1

SCHMIDT (1965) sah unter 275 verstorbenen Kindern bis zu einem Alter von 3 Monaten (116 reif-, 159 frühgeborene) 85mal Blutungen mit folgender Verteilung: Keimlagerblutungen 72,9%, Leptomeninxblutungen 64,8%, Ventrikelblutungen 48,2%, Blutungen der Tela chorioidea des III. Ventrikels 82%, Kleinhirnblutungen 11,8%, Hirnstammblutungen 3,5%.

BANKER u. LARROCHE (1962) hoben hervor, daß 18,8% ihrer 117 Neugeborenen periventrikuläre Leukomalacien als Folge perinataler Anoxie aufwiesen. ABRAMOWICZ (1964) konnte im Tierexperiment den Nachweis erbringen, daß als Ursache dieser als „white spots" bezeichneten Nekrose Kreislaufstörungen anzusehen sind. GLUZCZ (1962) nimmt allerdings an, daß andererseits Infektionen mit Bakterien, Protozoen und wahrscheinlich auch Pilzen solche periventrikulär lokalisierten Nekrosen hervorrufen können. Demgegenüber sind bei unseren Feten periventrikuläre Blutungen seltener, und nur 3mal waren Blutungen im Mark über dem lateralen Seitenventrikelumschlag, dem sogenannten „Wetterwinkel" des Gehirns zu finden.

Auffallend selten sahen wir Blutungen in Brücke oder Medulla oblongata, während sie nach HIRVENSALO (1949) beim Neugeborenen häufiger auftreten.

Aus diesen noch unvollkommenen Vergleichsmöglichkeiten geht immerhin hervor, daß die Häufung der frühfetalen Blutungen in der Rinde und im Plexus der Seitenventrikel mit zunehmender Reife abnimmt. Umgekehrt stehen den seltenen fetalen Vena terminalis- und Hirnstammblutungen reichlichere in denselben Regionen in der Perinatalzeit gegenüber.

SCHWARTZ (1924) betont bei der Auswertung seiner repräsentativen Untersuchungsserie, bei der er unter ca. 300 Gehirnen nur 3mal auf Grund des morphologischen Substrates eine schon vor der Geburt liegende Schädigung annahm, zu sehr das mechanische Geburtstrauma und vernachlässigt völlig die Pränatalzeit.

Auf die Schwierigkeiten der pathogenetischen Klärung haben GROSS u. KALTENBÄCK (1962) hingewiesen: „Wir können dem Kliniker nicht eindringlich genug vor Augen halten, daß ein perinatal auftretendes Störsyndrom nicht nur Ursache, sondern auch Folge bzw. Symptom einer bereits vorher entstandenen Hirnschädigung, also meist einer cerebralen Verbildung sein kann. Das perinatale Störsyndrom kann allerdings bei solchen Fällen infolge der damit verbundenen Kreislaufstörung eine weitere Schädigung setzen. Unter Umständen ist es sogar möglich, daß dadurch eine cerebrale Verbildung, die wegen ihrer Geringfügigkeit kaum in Erscheinung treten würde, klinisch überhaupt erst manifest wird."

Die vordergründige Betrachtungsweise, die bei einer frühkindlichen Hirnschädigung in erster Linie ein Geburtstrauma annimmt, wurde von FANCONI u. ZELLWEGER (1949) zurückgewiesen, wenn sie schreiben: „Sicher spielt das Geburtstrauma eine Rolle, aber ebenso sicher wurde es bisher überschätzt. Die Littlesche Trias: Frühgeburt, Schwergeburt, Asphyxie, die so häufig in der Anamnese der cerebralen Kinderlähmung wiederkehrt, ist keineswegs beweisend für ein Geburtstrauma, denn primär, intrauterin geschädigte Kinder sind sehr oft untergewichtig und werden asphyktisch, auch bei völlig normalem Geburtsverlauf. Die bloße Asphyxie hinterläßt keine cerebralen Dauerschäden... Auch Goethe, der nach seinen Angaben in ,Dichtung und Wahrheit' schwer asphyktisch geboren wurde, kann kaum als geschädigt betrachtet werden. Dagegen kann die Anoxämie des Fötus in der organogenetischen Periode... schwere Mißbildungen zur Folge haben."

Wir wollen keineswegs die Gefahren, die dem Zentralnervensystem bei der Geburt drohen, leugnen. Es war uns aber daran gelegen, die Ursachen und Folgen intrauteriner, exogener Schädigungen hervorzuheben. Vielleicht gelingt es durch weitere derartige Untersuchungen, die sehr unbestimmte und in ihrer Bezeichnung unglückliche Diagnose „frühkindlicher Hirnschaden" zumindest in einen intrauterinen und einen perinatalen Schaden aufzulösen.

Zusammenfassung

I. Durch vergleichende morphologische Untersuchung von 65 Gehirnen der „Frühfetalperiode" war es möglich, sowohl einige strittige Fragen der Anatomie und Entwicklungsgeschichte zu klären, als auch neue Befunde hinzuzufügen.

Mit Sicherheit ist bereits mit Beginn des untersuchten Zeitraumes eine echte Furchungstendenz der Rinde vorhanden. Nach unserem Material besteht kein Hinweis für sogenannte „transitorische Furchen". Es erscheint möglich, daß Untersuchern, die eine vorübergehende Furchenbildung während der Intrauterinzeit annahmen, Fehlschätzungen bei der Altersbestimmung menschlicher Keimlinge unterlaufen sind. Während die motorischen Anteile der Hirnnervenkerne mit Ausnahme des Nucleus oculomotorius schon in der Embryonalzeit ausreifen, erlangen die Kerne bis zum Zwischenhirn erst während der Frühfetalzeit ihre endgültige Form. Im Endhirn, einschließlich des Striatums, ist demgegenüber — von geringen Ausnahmen abgesehen — in der Frühfetalzeit noch keine Reifungstendenz vorhanden.

In einigen Fasersystemen, die mit den klassischen Markscheidenmethoden noch nicht darstellbar waren, konnte ein Luxol-Fast-Blue-positives und eosinophiles Vorstadium der Myelinisierung erfaßt werden. Diese angefärbten Substanzen werden als „Prämyelin" aufgefaßt.

Das Cavum septi pellucidi ist auf Grund entwicklungsgeschichtlicher Überlegungen als „Dysgenesie im Bereich einer poliomyelencephalen Grenzzone" (JACOB) aufzufassen. Das verlagerte Zellmaterial verfällt hier der Katabiose und wird unter Hinterlassung eines Hohlraumes beseitigt.

Die dreiphasische Entwicklung des telencephalen Plexus chorioideus noch J. ARIËNS KAPPERS ließ sich — zumindest für die mittlere Phase mit glykogenhaltigen Epithelzellen — auch am Plexus chorioideus des IV. Ventrikels nachweisen. Kleine Blutbildungsherde fanden sich über die gesamte untersuchte Entwicklungszeit verteilt im Plexusstroma.

II. Das Hauptziel der vorgelegten Studie, die Feststellung von Art und Häufigkeit pathologischer Veränderungen in einem unausgewählten Material ergab überraschend viele und auch mannigfaltige Besonderheiten.

Nur in wenigen Fällen fehlten intracerebrale Blutungen oder Blutungen im Bereich der Tela chorioidea superior. Es bestanden eindeutig topische Schwerpunkte: in der Großhirnrinde, dem Balken-Fornix-Bereich, dem Plexus chorioideus der Seitenventrikel und im Gebiet der Venae cerebri internae. Ihre Häufung in den drei erstgenannten Strukturen konnte mit Furchungs-, Wachstums- bzw. Funktionsbesonderheiten erklärt werden. Interessanterweise boten drei unserer Fälle hämorrhagische Infarkte, ein Befund, der unseres Wissens in der Frühfetalzeit noch nicht erhoben wurde. Darüber hinaus fanden sich noch vereinzelt Ödeme, eine Ventrikelerweiterung und leichte Verbildungen im Sinne von Zelldysgenesien und Gefäßdystopien.

Wir konnten bereits in der Frühfetalzeit Reaktionen mesenchymaler Zellen um blutungs- oder infarktgeschädigte Bezirke nachweisen. Die Abbauvorgänge bei den bioreduktiven Vorgängen im Septum pellucidum dagegen werden von gliösen „Gitterzellen" geleistet. Das frühfetale Gehirn bietet wegen der meist fehlenden Gewebsreaktionen und der besonderen Artefaktanfälligkeit bei der Beurteilung und bei der Abgrenzung intravitaler von postmortalen Schäden besondere Schwierigkeiten. Außerordentliche Schädigungsbereitschaft zeigten in unserem Material Oliva inferior, Nucleus dentatus und Ammonshorn.

III. Die Auswertung der mütterlichen Anamnese bei unseren 65 unausgewählten Feten zeigt, daß einer ätiologischen Klärung der fast ubiquitären fetalen Cerebralblutungen erhebliche Schwierigkeiten entgegenstehen. Einerseits weist ein Teil der Anamnesen trotz cerebraler Blutung keinerlei Besonderheiten auf, während sich andererseits häufig mehrere Faktoren als Schädigungsursache anbieten.

Da zu vermuten ist, daß solche cerebralen Blutungen auch oft überlebt werden, muß mit Folgen von Hirnschädigungen aus der Frühfetalzeit gerechnet werden; sie können sich auch bei der sehr unterschiedlichen Reife der Teilsysteme des Gehirns während ihrer Entstehung in verschiedensten Anomalien und Mißbildungen äußern. In Überschätzung des Geburtstraumas werden solche Veränderungen sicher oft fälschlicherweise dem Perinatalschaden zur Last gelegt. Es erscheint möglich, in manchen Fällen durch topische Analyse auch am Residualschaden eine Unterscheidung zwischen frühfetalem und perinatalem Hirnschaden zu treffen.

Summary

I. The investigation was carried out on 65 human brains of the "early fetal period" (approximately fourth to sixth month of pregnancy).

In the beginning of that period a tendency of true gyrification is already present. On the other hand nothing in our material pointed to the so called "transitory sulci". Possibly authors describing such sulci miscalculated the age of the embryos. While the motor nuclei of the brain stem, except the nucleus oculomotorius, differentiate already during the embryonic period the nuclei up to the diencephalon reach their definitive shape not before the early fetal period. In the telencephalon on the other hand, including the striatum, no maturation could be observed.

In some fiber systems which remained unstained treated with the classical myelin methods Luxol-Fast-Blue revealed a precursor of myelin which was "premyelin"

The cavum septi pellucidi is considered a dysgenetic structure in a "poliomyelencephalic border zone" (Jacob). Here the dislocated cell material undergoes catabiotic changes and is removed so that a cavity results.

The triphasic development of the telencephalic plexus chorioideus according to Kappers could be demonstrated also at the plexus chorioideus of the fourth ventricle — at least for the medium phase with glycogenic epithelium cells. Small erythropoetic centers could be found in the stroma of the plexus during the entire period investigated by us.

II. The main aim of the present study was the control of a non-selected embryonic material regarding the character and the frequency of pathological changes. It yielded surprisingly many and various pecularities.

Intracerebral bleedings or bleedings in the vicinity of the tela chorioidea superior were present in almost all cases. They had a clear predilection for the cortex, for the area between the corpus callosum and the fornix, for the plexus chorioideus of the lateral ventricle and for the vicinity of the venae cerebri internae. Their frequency in the first three structures may be caused by the special conditions of gyrification, growth and function. In three cases hemorrhagic infarcts were present what has not been described up to now for the early fetal period. Beside this we found in some cases edema, enlargement of the ventricular system and minor malformations as dysgenetic changes of cells and dystopies of vessels. Reacting mesenchymal cells around districts damaged by bleedings or infarction could be found already during the early fetal period. In the septum pellucidum yet the cell material is removed by glial "gitter cells". The critical examination and separation of intravital changes from postmortal damages is very difficult in early fetal brains because tissue reactions are missing in general and the material is highly endangered by artefacts. This is true especially for the oliva inferior, the nucleus dentatus and for the hippocampus.

III. The evaluation of the maternal anamnestic data did not help us to clear up the ethiological factors of the almost ubiquitous cerebral hemorrhages. Some of the maternal histories revealed no pathological findings despite the hemorrhages in the fetusses, others gave a variety of possible pathogenetic factors.

As fetusses may survive after such bleedings we have to take into consideration postnatal cerebral damages originating from the early fetal period. The succesive maturation of the different systems in the fetal brain may give rise of certain malformations in these cases. The topic analysis of such defects then enables us to distinguish the early fetal damage from the perinatal damage. The latter is diagnosed often erreneously as the birth injury is overemphasized generally in the discussed cases.

Anhang

Mütterliche Anamnesen und Befunde an 65 frühfetalen Gehirnen

F 1: 38jähr. Frau. 3 normale Geburten sind vorausgegangen. Bei dieser Schwangerschaft bestand seit dem 2. Monat leichter, mit etwas Blut vermischter Ausfluß. Sonst keine Beschwerden. Wegen Fruchtwasserabgangs wurde die Klinik aufgesucht, am gleichen Tag Spontanausstoßung eines 13 cm langen männlichen Feten.

Befund: Subcutane Blutungen über beiden Scheitelbeinen. Sonst makroskopisch unauffällig. Histologisch finden sich Blutungen in der lateralen Intermediärzone (primitives Mark). In der gesamten frontalen Rinde bestehen kleinere Blutungen, die eine eindeutige Betonung in der Tiefe der sich bildenden Furchen zeigen. Starke Blutungen in das Stroma der Seitenventrikelplexus, während das Plexusepithel verschont ist. Große kappenförmige Blutung über dem rechten Thalamus, von den medialen Hirnvenen ausgehend. Kleinere Blutungen im paraventrikulären Keimlager mit Betonung an der Keimlageraufbrauchgrenze. Massenblutungen in beiden Thalami und Temporallappen. Kleinere Blutung am Boden des Recessus suprapinealis. Blutungen im Plexus chorioideus des IV. Ventrikels, in den Kleinhirnstielen und im Dach des IV. Ventrikels mit Durchbruch in das Ventrikellumen. Kleinere Blutungen in dem nur noch gering ausgebildeten Brückenkeimlager.

F 2: 22jähr. Frau. Es sind keine Geburten oder Fehlgeburten vorausgegangen. Seit 4 Wochen zunehmend Übelkeit und Erbrechen. Seit 8 Tagen leichte Blutungen. Patientin wurde deshalb stationär aufgenommen mit fraglich intakter Gravidität. Drei Tage später Temperaturanstieg und Spontanausstoßung eines 15 cm langen weiblichen Feten.

Befund: Bei der Präparation des Gehirns wurde das Kleinhirn zerstört. Sonst äußerlich unauffällig. Histologisch finden sich Blutungen in den Plexus beider Seitenventrikel. Einseitige Blutung im Bereich der V. cerebri interna mit kappenförmiger Ausbreitung über einem Thalamus.

F 5: 32jähr. Frau. 2 normale Geburten sind vorausgegangen. Jetzt bestand seit 6 Wochen grünlich-schleimiger Fluor. Seit 4 Tagen leichte Blutung bei Kopf- und Rückenschmerzen und leichter Temperaturanstieg. 3 Tage nach Fruchtwasserabgang kommt es zur Spontanausstoßung eines 17 cm langen männlichen Feten.

Befund: Äußerlich unauffälliges Gehirn. Histologisch: Blutungen in den Plexus beider Seitenventrikel. Entlang der Grenzfläche der vorderen Commissur langgestreckte Blutungen. Subependymale Blutungen im Bereich eines Unterhornes. Mehrere Rindenblutungen mit Betonung in den sich bildenden Furchentälern. Leichte Blutung im Bereich der Vv. cerebri internae mit Abfluß von Blut entlang der Tela chorioidea superior. Blutungen in der Brücke und im Keimlager lateral der unteren Oliven.

F 6: 37jähr. Frau, in deren Familie gehäuft Epilepsie vorkommt und die schon selbst unter generalisierten Krampfanfällen litt. Während 2 vorausgehender Schwangerschaften und auch bei dieser Häufung der Anfälle. Eine Anfallsserie ging am 4. Tag in einen Status epilepticus über. Bei der Krankenhausaufnahme bewußtlos, nackensteif, im lumbalen Liquor 360/3 Zellen, Temperatur 38,8°. Unter intensiver Behandlung mit Antiepileptica, Unterkühlung, Corticosteroiden kam es zu einer leichten Besserung. Am 14. Tag nach Beginn der Anfälle Temperaturanstieg auf 41,0°. Unter zunehmender Kreislaufschwäche trat der Tod ein. 2 Tage vor dem Exitus wurden mit Sicherheit noch kindliche Herztöne gehört. Bei der Sektion wurde ein 27 cm langer Fet entnommen.

Befund: Erhebliche Rindenblutungen ohne Betonung in den Furchentälern, Blutungen in der Balkenfaserung und subependymal an der Balkenunterseite, im Keimlager, die sich auf der einen Seite nach occipital zu einer Massenblutung mit Zerstörung fast des gesamten Keimlagers ausweiten. Blutung auch im Mark des dorso-lateralen Ventrikelumschlages, im Bereich der Vv. cerebri internae mit Ausbreitung in beide Thalami und im Bereich der Tela chorioidea superior sowie im Bereich der Vv. terminales und in den Plexus sämtlicher Ventrikel. Blutungen in Kleinhirnrinde, Dentatumvließ und Kleinhirnmarklager.

F 7: 29jähr. Frau. Der jetzigen Schwangerschaft sind ein Partus und zwei Aborte vorausgegangen. Schwangerschaftsverlauf in der ersten Zeit völlig unauffällig. 3 Wochen vor der Spontanausstoßung trat eine mäßig starke Blutung auf, die nach längerer Bettruhe sistierte. Jetzt traten spontan Wehen ein und es kam zur Ausstoßung eines 29 cm langen weiblichen Feten.

Befund: Äußerlich unauffälliges Gehirn. Bei der histologischen Untersuchung finden sich frontal mehrere kleine Rindenblutungen mit Bevorzugung sich bildender Furchentäler. Subependymale Blutungen an der Balkenunterseite, mäßige in den Plexus der Seiten- und des IV. Ventrikels. Blutung in Cavum septi pellucidi und Cavum Vergae, beiderseits der Zwischenhirnbasis, in den rostralen Ammonshornanteilen, in der medialen Wand beider Unterhörner und im Unterwurm des Kleinhirns. Im mit Blut angefüllten Aquaeduct findet sich eine Ependymzerstörung, an der es zu Blutaustritt in das umgebende Hirngewebe gekommen ist.

F 8: 23jähr. Frau. Es sind keine Geburten oder Fehlgeburten vorausgegangen. Jetziger Schwangerschaftsverlauf ohne Besonderheiten. Am Tage vor der Ausstoßung eines 24 cm langen männlichen Feten sei es plötzlich zu Temperaturanstieg und mittelstarken Blutungen gekommen.

Befund: Äußerlich unauffälliges Gehirn. Bei der histologischen Untersuchung finden sich Blutungen im Marklager und in der Rinde mit Bevorzugung der Furchentäler. Einseitige größere Blutung im Mark des dorso-lateralen Ventrikelwinkels. Blutungshöhle im Balkenrostrum, die sich in das Cavum septi pellucidi fortsetzt. Subependymale Blutungen an der Balkenunterfläche. Blutungen in den Plexus der Seitenventrikel, aus den Vv. terminales und Vv. cerebri internae, im Marklager um das Unterhorn und in der Umgebung des Ammonshornes. Massenblutung im Keimlager des Kleinhirnes. Blutungen im Plexus des IV. Ventrikels. Starke ballonförmige Erweiterung des III. Ventrikels. Gefäßdystopie am Balken.

F 9: 19jähr. Frau. Beschwerdefreier Schwangerschaftsverlauf. Plötzlich Einsetzen von Wehen und leichter Blutung. Am nächsten Tag nach vaginaler Blasensprengung Spontanausstoßung eines 29 cm langen männlichen Feten.

Befund: Äußerlich unauffälliges Gehirn. Bei der histologischen Untersuchung finden sich kleine Blutungen im Balkenrostrum. Im Bereich der Vv. cerebri internae starke Stauung und Blutungen.

F 10: 27jähr. Frau. Während der Schwangerschaft sei es mehrfach zu erhöhtem Blutdruck gekommen. Sonst keine Beschwerden. Am Tage der Ausstoßung eines 25 cm langen männlichen Feten plötzlich starke Schmerzen im Unterleib und Temperatursteigerung auf 38,0°.

Befund: Äußerlich unauffälliges Gehirn. Reichlich Blutungen in der Rinde mit Betonung der Furchentäler. Im Balken subependymale Blutungen. Im Balkenrostrum massive Blutung, die auch auf das Cavum septi pellucidi und das Cavum Vergae übergreift. In den cranialsten Balkenanteilen erhebliche Plasmaseen. Einseitige Keimlagerblutung. Stärkere Blutungen und Stauungen der Vv. cerebri internae und im Bereich der Tela chorioidea superior. In beiden Seitenventrikelplexus größere Blutungen und reichlich mit gelbem Pigment beladene Makrophagen. Im Occipitalmark perivasale Gewebsauflockerung.

F 11: 23jähr. Frau. Keine Geburten oder Aborte. Jetzt war es 2 Monate vor der Fehlgeburt mehrere Tage lang zu dunkelbraunem Ausfluß gekommen. Es fand deshalb eine mehrwöchige stationäre Behandlung wegen Abortus imminens statt. Nach 14 Tagen wurde Pat. wiederum wegen Blutungen aufgenommen. Trotz strenger Bettruhe und medikamentöser Behandlung kam es zur Spontanausstoßung eines 16 cm langen männlichen Feten.

Befund: Feste Nabelschnurumschlingung des Halses. Ausgedehntes Kephalhämatom. Histologischer Befund: Kleine spindelförmige Rindenblutungen, besonders in den fronto-medialen Anteilen. Größere einseitige Thalamusblutung. Blutungen im Fornix und in beiden Seitenventrikelplexus, in letzteren auch gelbes Pigment. Ausgeprägte Furchungstendenz, vor allem im Sulcus interhemisphaericus.

F 12: 33jähr. Frau. Interruptio durch Sectio parva wegen Bestehens einer schweren phasischen Psychose. Es wird ein 14 cm langer männlicher Fet noch in geschlossenem Amnionsack entfernt. Es waren 3 Geburten und 1 Fehlgeburt vorausgegangen.

Befund: Kleinere Blutungsherde in den Plexus sämtlicher Ventrikel und im Keimlager eines Hinterhorns. Blutungen im Bereich der Vv. cerebri internae. Streifenförmig, den Fasernsystemen entsprechend angeordnete, aber auch flächige Blutungen in der Brücke. Gelbes Pigment im Plexus beider Seitenventrikel. Nur mäßige Furchungstendenz der Rinde.

F 14: 23jähr. Frau. Es sind 1 Geburt und 1 Fehlgeburt vorausgegangen. Bei der jetzigen Schwangerschaft 5 Wochen vor der Ausstoßung 10tägige Schmierblutung. Jetzt kam es nach 1tägiger stärkerer Blutung zur Spontanausstoßung eines 22 cm langen weiblichen Feten.

Befund: Reichlich kleinere Blutungen in der Rinde, besonders frontal mit Bevorzugung der Furchentäler. Blutungen im Bereich der Vv. terminales und der Vv. cerebri internae, der Tela chorioidea superior und in beiden Seitenventrikelplexus. Die Plexus enthalten etwas gelbes Pigment. Blutung im Plexus des IV. Ventrikels.

F 15: 20jähr. Frau. Im 2. Schwangerschaftsmonat längere stationäre Behandlung wegen Blutungen. Danach Wohlbefinden. Jetzt traten 8 Tage vor der Ausstoßung eines 24 cm langen männlichen Feten wiederum Blutungen auf, die trotz stationärer Behandlung zum Abort führten.

Befund: Reichlich kleine und kleinste Rindenblutungen mit Betonung der Furchentäler. Am Balkenrostrum subependymale Blutungen nach der Ventrikellichtung zu. Blutungen an der Balkenunterfläche, unilateral in einem Keimlager, die den vorderen Anteil des Keimlagers fast völlig zerstört hat. Blutungen in den Bereichen der Vv. terminales und Vv. cerebri internae der Tela chorioidea superior. Im Seitenventrikelplexus extreme Stauungen der Gefäße mit erheblichen Blutaustritten. Leichtere Blutungen auch in den Plexus des III. und IV. Ventrikels.

F 18: 33jähr. Frau. Es sind 2 Geburten und 1 Abort vorausgegangen. Im 2. Schwangerschaftsmonat war eine kurzdauernde Blutung aufgetreten. Jetzt kam es 2 Tage vor der Spontanausstoßung eines 19 cm langen weiblichen Feten zu erneuten Blutungen.

Befund: Einige kleine Blutungen im frontalen Marklager und in der frontalen Rinde. Am Balkenrostrum gegen die Ventrikel zu, einige kleine subependymale Erythrocytenaustritte. An der Balken-Fornix-Verklebung eine Blutungshöhle, die sich nach rostral in das Cavum septi pellucidi fortsetzt. Leichte Blutungen im Bereich der Vv. cerebri internae und der Tela chorioidea superior. Stauungen und Blutungen im Plexus der Seitenventrikel und des III. Ventrikels. Gelbes Pigment in beiden Seitenventrikelplexus.

F 19: 34jähr. Frau. Es ist bereits 1 Abort vorausgegangen. Jetzt waren in den letzten 3 Monaten der Schwangerschaft mehrfach Blutungen aufgetreten, die jedesmal stationär behandelt wurden. Seit 14 Tagen erneute leichte Blutungen. Spontanausstoßung eines 26 cm langen männlichen Feten.

Befund: Die medialen Strukturen des Gehirns sind wegen weitgehender Zerstörung nicht zu beurteilen. Kleinere Blutungen im frontalen Mark und Rinde. Mäßige Blutungen in den Plexus der Seitenventrikel, dort auch gelbes Pigment.

F 20: Der 32 cm lange männliche Fet wurde bei der Sektion einer Frau gefunden. Es bestand der Verdacht auf Einnahme von Medikamenten zur Herbeiführung eines Abortes. Bei der chemischen Untersuchung ließen sich aber keine Abortiva nachweisen. Sonstige Einzelheiten sind unbekannt.

Befund: Kleinere, spindelförmige Rindenblutungen. Blutungen im frontalen, aber auch im occipitalen Marklager. Das Cavum Vergae ist mit Plasma angefüllt. Stärkste Stauung im Bereich der Vv. cerebri internae und der Tela chorioidea superior. Starke Blutungen und Austritt von Plasma in beiden Seitenventrikelplexus.

F 21: 21jähr. Frau. 4 normale und 1 Frühgeburt sind vorausgegangen. Keine Fehlgeburten. Die jetzige Schwangerschaft war beschwerdefrei. Nach einem Hustenanfall kam es zum Abgang von schmierigem Fruchtwasser, dem Blut beigemengt war. 2 Tage später Spontanausstoßung eines 26 cm langen männlichen Feten in Steißlage.

Befund: Kleinere Rindenblutung mit Betonung der Furchentäler. Der Balken ist ohne Blutungen, aber deutliche Ausbildung eines Cavum septi pellucidi, das mit Erythrocyten angefüllt ist. Einseitige Stauung und auch kleinere Blutaustritte der V. terminalis. In den hinteren Anteilen der Seitenventrikelplexus starke Gefäßstauungen, Blutungen und Serodiapedesen. Gelbes Pigment in beiden Seitenventrikelplexus.

F 22: (Es handelt sich um die gleiche Pat. wie F 38.) 26jähr. Frau. Es sind bereits mehrere Fehlgeburten vorausgegangen. Es besteht ein Uterus bicornis. Auch bei dieser Gravidität waren mehrfach länger anhaltende Blutungen aufgetreten. Wegen schwacher Blutung suchte Pat. erneut die Klinik auf, dabei fand sich eine stark vorgewölbte Fruchtblase, die gesprengt wurde. Die Nabelschnur fiel vor, zeigte keine Pulsation. Ausstoßung eines 25 cm langen weiblichen Feten.

Befund: Äußerlich unauffälliges Gehirn. Kleinere Rindenblutungen. Subependymale Balkenblutungen und Blutungen an der Verklebung zwischen Fornix und Balken. Massenblutungen beiderseits im Keimlager der Hinterhörner. Stärkere Blutungen im Bereich der Vv. terminales und Vv. cerebri internae, sowie im Bereich der Tela chorioidea superior. Erhebliche Blutungen im Plexus beider Seitenventrikel, dort auch gelbes Pigment.

F 23: 23jähr. Frau. Es sind 1 Geburt und 1 Abort vorausgegangen. Jetzt kam es 4 Tage vor der Spontanausstoßung eines 26 cm langen weiblichen Feten zu einer starken Blutung.

Befund: Kleinere Rindenblutungen. Blutungen im Bereich der Vv. cerebri internae und der Tela chorioidea superior. Erhebliche Blutungen in beiden Seitenventrikelplexus, die auch gelbes Pigment enthalten.

F 24: 35jähr. Frau. Es sind 2 Geburten vorausgegangen. Seit 6 Wochen mehrfach einige Tage anhaltende stärkere Blutungen. Wegen erneuter Blutung Klinikaufnahme. Am selben Tag, nachdem noch am Morgen fetale Herztöne gehört wurden, Spontanausstoßung eines 28 cm langen weiblichen Feten.

Befund: Starke traumatische Schädeldeformierung. Erhebliches Kephalhämatom. Histologisch finden sich in dem sehr zerrissenen Gehirn massivste Blutungen in Rinde, Marklager und Keimlager. Im Marklager besteht auch eine eindeutige starke Beteiligung des Bereiches des lateralen Seitenventrikelumschlages. Wegen der starken Blutungen ist es zu artefiziellen Zerreißungen in den medialen Strukturen gekommen, so daß eine Beurteilung der Ausdehnung der Blutungen dort nicht möglich ist. Blutungen in den Plexus der Seiten- und des IV. Ventrikels sowie in Kleinhirnrinde und Mark. Kleinere Blutungsherde in der Medulla oblongata. Spindel- und Rundzelldysgenesie im Dentatumvließ.

F 25: 36jähr. Frau. 2 normale Geburten und 2 Aborte sind vorausgegangen. Pat. hatte an der Polio-Schluckimpfung teilgenommen. Am selben Nachmittag plötzlicher Abgang von Fruchtwasser und Einsetzen leichter Blutungen. Am nächsten Tag konnten keine fetalen Herztöne mehr gehört werden. Ausstoßung eines 30 cm langen männlichen Feten nach Gabe von Wehenmitteln.

Befund: Mehrere kleine Rindenblutungen. Das große Cavum septi pellucidi und das Cavum Vergae sind mit Plasma und Erythrocyten angefüllt. Einseitige Blutung im Marklager lateral des Hinterhorns. Blutungen im Bereich der Vv. cerebri internae und der Tela chorioidea superior. Blutungen in die Plexus der Seiten- und des III. Ventrikels. Gelbes Pigment in den Plexus der Seitenventrikel. Gefäßdystopie am Balken.

F 26: 30jähr. Frau. 2 normale, ausgetragene Schwangerschaften sind vorausgegangen. Bei dieser Schwangerschaft sind seit dem 3. Schwangerschaftsmonat zeitweise kurzdauernde Blutungen aufgetreten. Nach 3tägiger stärkerer Blutung kommt es zur Spontanausstoßung eines 30 cm langen weiblichen Feten.

Befund: Im Balken erhebliche Plasmaseen, die auch um den Plexus des III. Ventrikels zu finden sind. Blutung im Bereich der Vv. cerebri internae und der Tela chorioidea superior. Blutungen mäßigen Ausmaßes in den Plexus der Seitenventrikel.

F 27: 29jähr. Frau. Es sind 4 normale Geburten vorausgegangen. Diese Schwangerschaft war anfangs ohne Komplikationen. Seit 8 Tagen sind mäßige Blutungen aufgetreten. Spontanausstoßung eines 18 cm langen männlichen Feten.

Befund: Feste Nabelschnurumschlingung des Halses. Histologischer Befund: Blutungen in der frontalen Rinde, die in den Furchentälern so massiv sind, daß sie Massenblutungen gleichen. In der occipitalen Rinde nur kleinere Blutungsherde. Mehrere große Blutungen im Mark und in den Keimlagern beiderseits. Blutungen in der inneren Kapsel, hier sitzen die Blutungen in den Markstrata, während die Zellbrücken des Striatum verschont sind. Das Cavum septi pellucidi ist mit Blut ausgefüllt. Man hat den Eindruck, daß diese Blutungshöhle auch in das Balkengewebe übergeht. Eine sichere Beurteilung ist wegen artefizieller Zerstörung aber nicht möglich. Blutungen im Bereich der Vv. terminales, Vv. cerebri internae und der Tela chorioidea superior. In den Plexus der Seiten- und des III. Ventrikels erhebliche Blutungen. In den Seitenventrikelplexus reichlich gelbes Pigment. Mäßige Blutungen in Rinde und Mark des Kleinhirns.

F 28: 29jähr. Frau. Es sind keine Geburten oder Fehlgeburten vorausgegangen. Aufnahme wegen starker Leibschmerzen. Es besteht eine Anämie mit einem Hämoglobingehalt von 50%. Bei der Operation wurde ein 19 cm langer männlicher Fet bei rupturierter Nebenhorn-Gravidität entfernt.

Befund: Außer geringen Blutungen in die Seitenventrikelplexus und etwas gelbem Pigment am gleichen Ort keine Auffälligkeiten.

F 29: 25jähr. Frau. Eine normale Geburt. Die jetzige Schwangerschaft ohne Beschwerden. Bei einer Autofahrt kam es plötzlich zu wehenartigen Schmerzen. Kurze Zeit darauf Spontanausstoßung eines 19 cm langen männlichen Feten.

Befund: Blutungen im Mark mit besonderer Betonung in der vorderen Balkenstrahlung. Ausgedehnte Blutungen im Bereich des Cavum septi pellucidi und das Cavum Vergae. Starke Stauung in den inneren Hirnvenen und Blutaustritt im Bereich der Vv. cerebri internae und der Tela chorioidea superior. Der Aquaeduct ist mit Blut ausgefüllt. Blutungen in den Plexus beider Seitenventrikel, dort auch reichlich gelbes Pigment.

F 30: 34jähr. Frau. Es sind 5 normale und 3 Fehlgeburten vorausgegangen. Bei der jetzigen Schwangerschaft bestehen seit 3 Wochen Schmierblutungen. Nach plötzlich auftretender starker frischer Blutung kommt es zur Spontanausstoßung eines 16 cm langen männlichen Feten, der noch innerhalb der unbeschädigten Eihäute liegt.

Befund: Insgesamt schlechter Erhaltungszustand, es ist zu erheblichen Zersplitterungen der Rinde gekommen. Einseitige Blutung im Plexus des Seitenventrikels. Starke Stauung in den inneren Hirnvenen mit erheblichen Blutungen im Bereich der Vv. cerebri internae und der Tela chorioidea superior.

F 31: 25jähr. Frau. 4 normale Geburten. Bei der jetzigen Schwangerschaft war es 6 Wochen vor der Ausstoßung zu einer etwa einen Tag anhaltenden stärkeren Blutung gekommen. Pat. hatte mehrere Tage Bettruhe deshalb eingehalten, danach keine besonderen Beschwerden. Jetzt nach einem Hustenstoß Abgang von Fruchtwasser und anschließende Spontanausstoßung eines 20 cm langen weiblichen Feten.

Befund: Mäßige Blutungen in den Seitenventrikelplexus beiderseits. Sonst keine Besonderheiten.

F 32: 25jähr. Frau. 2 normale Geburten. Bei der jetzigen Schwangerschaft bestehen seit 8 Wochen immer wieder erneut auftretende, mehrere Tage lang anhaltende Blutungen, die trotz mehrfacher stationärer Behandlung nie völlig zum Stehen kamen. Seit $3^1/_2$ Wochen wurden Kindsbewegungen verspürt. Am Tage der stationären Aufnahme kindliche Herztöne noch hörbar. Placenta praevia. Spontanausstoßung eines 27 cm langen männlichen Feten in Steißlage.

Befund: Erhebliche Blutungen in den Plexus beider Seitenventrikel. Stauung der inneren Hirnvenen und mäßige Blutungen im Bereich der Vv. cerebri internae.

F 33: 39jähr. Frau. Es sind 1 normale Schwangerschaft und 1 Tubargravidität vorausgegangen. Während der jetzigen Gravidität ist es mehrfach zu leichten, etwa einen Tag lang anhaltenden Blutungen gekommen. Sonstige Beschwerden bestanden nicht. Am Tage der Aufnahme in die Klinik plötzlicher Abgang von Fruchtwasser, dem eine leichte Blutung folgte. Spontanausstoßung eines 27 cm langen weiblichen Feten in Steiß-Fußlage.

Befund: In den Plexus beider Seitenventrikel gelbes Pigment.

F 34, F 35: 31jähr. Frau. 3 normale Geburten. Bei der jetzigen Schwangerschaft keine Beschwerden. Einen Tag vor der Spontanausstoßung von zweieiigen Zwillingen war eine Blutung aufgetreten, die aber bald wieder sistierte. Auch während der Schwangerschaft war es z. Z. der fälligen Perioden zu geringen Blutungen für die Dauer eines Tages gekommen. Beide Feten waren männlich und 25 cm lang.

Befund F 34: Blutungen und erhebliche Plasmaaustritte im gesamten Balkenbereich. Starke Stauungen der Vv. cerebri internae, aber kein Blutaustritt. In beiden Seitenventrikelplexus etwas gelbes Pigment.

Befund F 35: Wegen Zerstörung ist eine Beurteilung von Balken und Septum pellucidum nicht möglich. Im Bereich der Vv. cerebri internae erhebliche Stauungen und leichte Blutungen. Geringe Blutungen in den Plexus beider Seitenventrikel.

F 36: 37jähr. Frau. Bisher keine Schwangerschaften oder Fehlgeburten. Die jetzige Schwangerschaft wurde wegen einer Paramyeloblastenleukämie unterbrochen durch Sectio parva. Der Fruchtsack wurde in toto entfernt. Er enthielt einen 20 cm langen weiblichen Feten.

Befund: In den caudalen Anteilen beider Seitenventrikelplexus geringe Blutungen. In beiden Plexus gelbes Pigment. Sonst keine Besonderheiten.

F 37: 25jähr. Frau. Seit 2 Monaten besteht eine Dauerblutung, die trotz intensiver Behandlung mit Bettruhe und Medikamenten nicht zum Stehen kam. Spontanausstoßung eines 25 cm langen männlichen Feten.

Befund: Es besteht ein großes parieto-occipitales Kephalhämatom. Am herausgenommenen Gehirn zeigen sich große Blutungen über beiden Konvexitäten, aber auch über der Basis. Bei der histologischen Untersuchung stellt sich heraus, daß das gesamte Gehirn voller großer Blutungen ist. Die massivsten Blutungen sitzen in den Keimlagern, um die Seitenventrikel, sowohl frontal als auch am Hinterhirn. Es fällt auf, daß auch in den Gebieten, in denen das Keimlager bereits aufgebraucht ist, sich die Blutungen scharf auf den ehemaligen Keimlagerbezirk begrenzen. Starke Blutungen im Bereich der medialen Hirnvenen und der Tela chorioidea superior. Blutungen in der Rinde und den Plexus beider Seitenventrikel. Im Kleinhirn Blutungen in der Rinde bei besonderer Betonung des Wurmbereiches.

F 38: 26jähr. Frau. Es ist schon zu mehreren Fehlgeburten bei einem Uterus bicornis gekommen. Auch während dieser Schwangerschaft waren mehrfach kurzdauernde Blutungen aufgetreten. Eine medikamentöse Behandlung brachte keine Besserung. Spontanausstoßung eines 23 cm langen männlichen Feten.

Befund: Die medialen Hirnstrukturen lassen sich wegen starker Zerstörung nicht beurteilen. In beiden Seitenventrikelplexus ist es zu Blutungen gekommen, dort auch gelbes Pigment.

F 39: 28jähr. Frau. Eine Fehlgeburt ist vorausgegangen. Die diesmalige Schwangerschaft war beschwerdefrei. Einige Stunden vor der Spontanausstoßung eines 27 cm langen männlichen Feten waren plötzlich erhebliche Schmerzen im Unterbauch aufgetreten.

Befund: Im vordersten Balkenanteil liegt eine mit Blut und Plasma gefüllte Höhle, die nach caudal in das mit Blut gefüllte Cavum septi pellucidi übergeht. Blutungen auch im vorderen Balkenansatz und subependymal an der Balkenunterseite. Kleinere Blutungshöhle in der hinteren Commissur. Stauung der Vv. cerebri internae mit Blutungen in ihrem Bereich und im Gebiet der Tela chorioidea superior. Blutungen in den Plexus der Seitenventrikel und im Plexus des IV. Ventrikels.

F 40: 22jähr. Frau. Unauffällige Vorgeschichte. Schwangerschaft ohne Beschwerden. Spontanausstoßung eines 21 cm langen männlichen Feten.

Befund: Der Balken ist eingerissen. Deutliches Cavum septi pellucidi, in dem weder Plasma noch geformte Blutbestandteile, aber die typischen Abräumzellen liegen. Sonst keine Besonderheiten am Gehirn, insbesondere keine Blutungen.

F 41 und **F 42:** 24jähr. Frau. 1 Fehlgeburt. In den letzten Tagen dieser Schwangerschaft Übelkeit. Wegen leichter Blutung Klinikaufnahme. Spontanausstoßung eines männlichen Zwillingspaares. Nach dem Befund handelt es sich mit großer Wahrscheinlichkeit um eineiige Zwillinge. Der Befund an der Placenta spricht für eine vorzeitige Lösung.

Befund F 41: 29 cm langer Fet. Der Balken ist zerrissen. In dem noch gut erkennbaren Cavum septi pellucidi Abräumzellen. Nur einseitige Blutungen im Bereich der V. cerebri interna. Auch im Seitenventrikelplexus nur auf dieser Seite Blutungen.

Befund F 42: 20 cm langer Fet. Einseitige Massenblutungen im Mark über dem dorsolateralen Seitenventrikelwinkel. Blutungen an der Balkenunterseite, besonders am seitlichen

Ansatz, im Bereich des Cavum septi pellucidi. Spindel- und Rundzelldysgenesie im Dentatum-vließ.

F 43: 40jähr. Frau. Interruptio durch Sectio parva bei Zustand nach Mamma-Amputation wegen Carcinom. Es wird ein 19 cm langer männlicher Fet entfernt.

Befund: Makroskopisch zeigen sich schwere Blutungen über dem Kleinhirn und im Inter-hemisphärenspalt. Histologisch: Massive Blutung in das Cavum septi pellucidi, die sich nach caudal in das Cavum Vergae fortsetzt. Kleinere Blutungen im Keimlager um die Seiten-ventrikel. Subependymale Blutungen an der Balkenunterseite, besonders am seitlichen Ansatz. Einseitig leichtere Blutung aus der V. terminalis. Schwere Blutungen im Bereich der Vv. cerebri internae und der Tela chorioidea superior.

F 44: 25jähr. Frau. Bisher keine Geburten oder Fehlgeburten. Während der Schwanger-schaft kam es immer wieder einmal zu leichteren kurzdauernden Blutungen. 5 Tage vor der Ausstoßung eines 28 cm langen weiblichen Feten stärkere Blutung, die nicht wieder zum Stehen kam.

Befund: Erhebliches Cephalhämatom rechts parieto-occipital. Histologisch: Kleinere Rinden-blutungen mit Betonung der Furchentäler. Blutungen im Bereich der Vv. cerebri internae und der Tela chorioidea superior. Blutungen in die Seitenventrikelplexus beiderseits. Leichte Blu-tungen im Kleinhirnmark. Im Occipitalbereich deutliche perivasale Gewebsauflockerungen.

F 45: 24jähr. Frau. Vorgeschichte unauffällig. Es kommt nach 8tägiger Blutung zur Spontan-ausstoßung eines 18 cm langen männlichen Feten.

Befund: Große Blutungshöhle im Bereich des Cavum septi pellucidi und des Cavum Vergae, die darüberhinaus auch noch auf den Balken und den Fornix übergegriffen hat. Einseitige Blutung der V. terminalis. Beidseitige Blutungen im Bereich der Vv. cerebri internae und der Tela chorioidea superior. Über einem Thalamus größere Blutungskappe ohne Einbruch in das Thalamusgewebe.

F 46: 27jähr. Frau. Vorgeschichte ohne Besonderheiten. Während der Schwangerschaft keine besonderen Beschwerden. Spontanausstoßung eines 28 cm langen männlichen Feten.

Befund: Im Frontalbereich leichte Blutungen in der Rinde. Stärkere Blutungen im Bereich der Vv. cerebri internae und der Tela chorioidea superior. Mehrere kleine Blutungsherde in der unteren Medulla oblongata.

F 47: 30jähr. Frau. Die Pat. hat schon mehrfach Ärzte aufgesucht und sich beraten lassen, da Kinderwunsch besteht, aber keine Schwangerschaft eingetreten war. Am Tage vor der Spontanausstoßung eines 18 cm langen weiblichen Feten war eine leichte Schmierblutung ein-getreten.

Befund: Blutungen in der Matrix und im Keimlager der Ganglienhügel beiderseits, sowie symmetrisch beiderseits am latero-basalen Putamenrand. Massive Blutungen in den Plexus der Seitenventrikel, im Bereich der Vv. terminales, der Vv. cerebri internae und der Tela chorioidea superior. Rindenblutungen besonders occipital mit deutlicher Betonung der Furchentäler. Blutungen in der Medulla oblongata und streifenförmige Blutungen in der Brücke.

F 48: 35jähr. Frau. 7 normale Geburten, keine Fehlgeburten. Die jetzige Schwangerschaft ohne wesentliche Beschwerden. Am Tage vor der Spontanausstoßung eines 23 cm langen männ-lichen Feten, der erhebliche Macerierung der Haut aufwies, war eine stärkere Blutung ein-getreten.

Befund: Blutungen im Bereich des Cavum Vergae. Leichte Blutungen in den Plexus beider Seitenventrikel und geringe Blutaustritte im Bereich der Vv. cerebri internae.

F 49: 37jähr. Frau. 1 Normalgeburt, 1 Frühgeburt und 1 Abort. Jetzt kam es zu einem Spontanabort bei Uterus myomatosus. Es wurde ein 24 cm langer weiblicher Fet mit stärkerer Maceration der Haut ausgestoßen.

Befund: Keine Blutungen. Keine sonstigen Besonderheiten.

F 50: 19jähr. Frau. 1 normale Entbindung, keine Fehlgeburten. Die jetzige Schwangerschaft ohne Beschwerden. Plötzlicher Fruchtwasserabgang und kurze Zeit später Spontanausstoßung eines 32 cm langen weiblichen Feten.

Befund: Blutungen im Bereich der Vv. cerebri internae und der Tela chorioidea superior. Das Cavum septi pellucidi enthält Abräumzellen, ist aber frei von Blutungen. Kleinere einseitige Blutungen in Ammonshornrinde und -mark. Kleinere Blutungen im Marklager des Occipitallappens.

F 51: 31jähr. Frau. 2 normale Geburten. Jetzt nach leichter Blutung Spontanausstoßung eines 23 cm langen weiblichen Feten, der leichte Macerationserscheinungen zeigte.

Befund: Balken und Septum artefiziell zerstört. Soweit aber noch zu beurteilen ist, keine Blutungen in diesem Bereich. Blutungen in den Plexus beider Seitenventrikel. Keine Blutungen im Bereich der ableitenden Hirnnerven.

F 52: 26jähr. Frau. Anamnese ohne Besonderheiten. Ohne vorhergehende Beschwerden Spontanausstoßung eines 20 cm langen männlichen Feten.

Befund: Blutungen in die Plexus beider Seitenventrikel, dort liegt auch gelbes Pigment. Blutungen im Bereich der Vv. cerebri internae, der Vv. terminales und der Tela chorioidea superior.

F 53: 28jähr. Frau. Bisher 2 Aborte. Bei der Pat. besteht eine Vagina duplex mit doppelt angelegter Portio, aber nur einem Uteruscavum. Spontanausstoßung eines 27 cm langen männlichen Feten.

Befund: Einseitiger, keilförmiger, hämorrhagischer Infarkt im Keimlager in Striatumhöhe, der mit der Spitze zum Ventrikellumen liegt und bis zur Keimlageraufbruchgrenze reicht. Blutungen in beiden Plexus der Seitenventrikel, im Bereich der Vv. cerebri internae und der Tela chorioidea superior.

F 54: 27jähr. Frau. Keine Geburten oder Fehlgeburten. Die Schwangerschaft ohne besondere Beschwerden. Einige Stunden vor der Klinikaufnahme war es zum Blasensprung gekommen. Seit dieser Zeit unregelmäßige Wehen. Bei der Aufnahme in die Klinik ist die untere Kindshälfte bereits geboren. Beim Versuch, den Fet ganz zu extrahieren, reißt der Kopf ab. Es handelt sich um einen ca. 20 cm langen weiblichen Feten.

Befund: Kleiner Blutungsherd im Bereich einer V. terminalis. Etwas gelbes Pigment in den Plexus beider Seitenventrikel.

F 55: 20jähr. Frau. Anamnese unauffällig. Spontanausstoßung eines 18 cm langen männlichen Feten.

Befund: Leichtere Blutungen in den Keimlagern. Kleinere Blutungen in der Capsula interna beiderseits. Schwerste Blutungen im Bereich der Vv. cerebri internae, Vv. terminales und der Tela chorioidea superior. Starke Plexusblutungen in beiden Seitenventrikeln.

F 56: 27jähr. Frau. 1 Geburt und 1 Abort. Die jetzige Schwangerschaft ohne Besonderheiten. 4 Tage vor der Spontanausstoßung eines 29 cm langen männlichen Feten war es zu Fruchtwasserabgang gekommen.

Befund: Ausgedehnte Keimlagerblutung auf einer Seite mit Einbruch der Blutung in den Seitenventrikel, kleinere Blutungen im Keimlager der anderen Seite. Erhebliche Blutungen in den Plexus beider Seitenventrikel, im Plexus des III. Ventrikels und im Bereich der Vv. cerebri internae und der Tela chorioidea superior. Subependymale Blutungen im vorderen Balkenbereich. Kleine Marklagerblutungen occipital. Pigment im Plexus beider Seitenventrikel.

F 57: 35jähr. Frau. 2 normale Geburten. Am Tage der Spontanausstoßung eines 20 cm langen männlichen, schon stärker macerierten Feten seien Blutungen aufgetreten. Bei der Einlieferung in die Klinik ist der Fet bereits ausgestoßen. Aus der Vulva hängt die blutige, abgerissene Nabelschnur. Am Fet sind keine äußeren Verletzungen zu finden.

Befund: Geringe Blutungen im Plexus beider Seitenventrikel und des III. Ventrikels. Gelbes Pigment in beiden Seitenventrikelplexus.

F 58: 36jähr. Frau. Es kommt zu einer vorzeitigen Placentalösung bei Präeklampsie mit Anurie. Spontanausstoßung eines 30 cm langen weiblichen Feten.

Befund: Das Gehirn ist stärker autolytisch verändert. Excessive Stauungen in den medialen Hirnvenen mit nur geringen Blutaustritten. Starke Stauung der Gefäße im Plexus der Seitenventrikel. Kleinere Blutungen im Keimlager lateral der Hinterhörner und in der Kleinhirnrinde. Gelbes Pigment im Plexus beider Seitenventrikel.

F 59: 20jähr. Frau. Keine Geburten oder Fehlgeburten. Jetzt nach 2tägiger Schmierblutung Ausstoßung eines 14 cm langen männlichen Feten.

Befund: Kleinere Blutungsherde in der frontalen Intermediärzone (primitives Mark). Massive Blutungen in den Ganglienhügeln beiderseits. Massenblutungen im Bereich der Vv. cerebri internae und beiderseits im Thalamus. Es ist dabei nicht zu entscheiden, ob es sowohl im Thalamus und auch aus den Venen geblutet hat, oder ob es zum Einbruch von Blut in den Thalamus oder zum Austritt von Blut aus dem Thalamus gekommen ist.

F 60 und F 61: 30jähr. Frau. 2 normale Geburten, 1 Frühgeburt und 2 Aborte. Die diesmalige Schwangerschaft ohne Besonderheiten. 7 Tage vor der Spontanausstoßung der 27 bzw. 28 cm langen männlichen Zwillinge ist es möglicherweise zu Fruchtwasserabgang gekommen. Der erstgeborene Zwilling von 27 cm Länge lebte unter Schnappatmung 16 min. Er war in Schädellage geboren. Der 2. 28 cm lange, ebenfalls in Schädellage geborene Zwilling, lebte unter Schnappatmung 1 Std 18 min.

Befund F 60: Kleinere einseitige Blutungen im Seitenventrikelplexus, besonders seiner caudalen Anteile. Gelbes Pigment im Plexus beider Seitenventrikel. Keine Stauung der medialen Hirnvenen.

Befund F 61: Schwerste Stauungen der Vv. cerebri internae und der Vv. terminales, sowie der Gefäße im Plexus der Seitenventrikel. Blutungen im Bereich der Vv. terminales, der Vv. cerebri internae und der Tela chorioidea superior. Leichte Blutungen in den Plexus beider Seitenventrikel.

F 62: 25jähr. Frau. Es sind bereits 2 Aborte Menses III vorausgegangen. Im 2. Monat der jetzigen Schwangerschaft kam es plötzlich nach starken Schmerzen zu erheblichen Blutungen, die unter Bettruhe allmählich in eine Schmierblutung übergingen und nach 14 Tagen zum Stehen kamen. In der nächsten Zeit traten noch 3mal kurzdauernde Schmierblutungen auf. Spontanausstoßung eines 21 cm langen männlichen Feten, der noch einige Minuten Lebenszeichen von sich gab.

Befund: Massenblutungen in den Keimlagern der Seitenventrikel. Starke Blutungen in den Plexus beider Seitenventrikel. Kleinere Blutungen am Boden des IV. Ventrikels. Im Bereich der medialen Hirnvenen nur geringe Blutungen. Gelbes Pigment im Plexus beider Seitenventrikel.

F 63: 29jähr. Frau. 1 Abort Menses IV und 1 normale Geburt. Im 2. Monat der jetzigen Schwangerschaft trat eine geringe Blutung auf, die etwa 2 Tage anhielt. 3 Tage vor der Spontanausstoßung eines 34 cm langen männlichen Feten war es plötzlich zu Fruchtwasserabgang gekommen.

Befund: Subependymale Blutungen am lateralen Rand des Hinterhorns mit Einbruch in den Ventrikel. Geringe Blutungen im Plexus beider Seitenventrikel und Plexus des IV. Ventrikels. Im Plexus der Seitenventrikel gelbes Pigment. Starke Stauungen der Vv. cerebri internae und Austritt von Plasma, aber keiner geformten Blutbestandteile.

F 64: 35jähr. Frau. 1 Geburt, keine Fehlgeburten. Der 38 cm lange männliche Fet wurde bei einer Total-Operation nach WERTHEIM wegen Collum-Carcinom gewonnen.

Befund: In den caudalen Anteilen des Seitenventrikelplexus beiderseits etwas gelbes Pigment. Sonst lassen sich im Gehirn keine pathologischen Veränderungen nachweisen.

F 65: 17jähr. Frau. 1 normale Geburt. Jetziger Schwangerschaftsverlauf ohne Besonderheiten. Seit 3 Tagen hätte etwas bräunlicher Fluor bestanden und nach dem Scheuern eines Fußbodens sei klumpiges Blut abgegangen, dem kurz darauf die Spontanausstoßung eines 27 cm langen weiblichen Feten folgte.

Befund: Schweres Cephalhämatom. Bei der histologischen Untersuchung zeigt sich in Balkenrostrum eine Höhle, die mit Blut und Abräumzellen gefüllt ist. In den Keimlagern sowohl frontal als auch occipital mehrere große Blutungsherde. Blutungen im Plexus beider Seitenventrikel mit erheblichem Blutaustritt in die Lumen der Seitenventrikel. Kleinere Blutungen im Bereich der Vv. cerebri internae und der Tela chorioidea superior. Mehrere kleine Blutungen im Bereich des Kleinhirnmarkes und in der Rinde des Kleinhirnwurmes.

F 66: 23jähr. Frau. 2 normale Geburten. Nach komplikationslosem Schwangerschaftsverlauf seien seit 10 Stunden regelmäßige Wehen aufgetreten und etwas Blut abgegangen. Spontanausstoßung eines 24 cm langen männlichen Feten, der mehrfache Nabelschnurumschlingungen des Halses zeigte.

Befund: Einseitiger hämorrhagischer Infarkt im Ausbreitungsgebiet der A. cerebri anterior. Das Gehirn zeigt in dieser Höhe eine Massenverschiebung zur Gegenseite. Erhebliche Blutungen liegen in dem Bereich zwischen Ventrikel und medialer Hemisphärenwand. Einbruch der Blutungen in den Subarachnoidalraum und den Ventrikel. Kleiner hämorrhagischer Infarkt im Ausbreitungsgebiet eines kleinen Astes der A. cerebri media. Im Balken findet sich eine Blutungshöhle, die über den Bereich des Cavum septi pellucidi und des Cavum Vergae hinausgeht. Nach caudal greift sie auf den Fornix über. Auch in den absteigenden Fornixschenkeln finden sich noch vereinzelte kleine, voneinander unabhängige Blutungen. Mehrere kleinere Blutungen in den medialen Thalamusanteilen, subependymal um das Hinterhorn der Seitenventrikel und in den caudalen Anteilen der Seitenventrikelplexus. Occipital mäßige Rindenblutungen mit Betonung der Furchentäler, leichte Rindenblutungen frontal auf der Infarktverschonten Seite.

F 67: 28jähr. Frau, 1 Spontangeburt, kein Abort. Der bisherige Schwangerschaftsverlauf ohne besondere Beschwerden. Seit einigen Tagen starke Erkältung mit hohen Temperaturen. Einen Tag vor der Spontanausstoßung eines 20 cm langen weiblichen Feten sei blutiger Schleim abgegangen.

Befund: Im Plexus beider Seitenventrikel sind einige Zotten, die sich scharf gegen den sonst unauffälligen Plexus abheben, hämorrhagisch infarciert. In diesem Bereich starker Austritt von Glykogenkugeln in das Ventrikellumen. In beiden Seitenventrikeln gelbes Pigment.

F 69: 21jähr. Frau. Anamnese und Schwangerschaftsverlauf bis auf die letzte Woche, in der leichte Blutungen auftraten, unauffällig. Spontanausstoßung eines 13 cm langen männlichen Feten.

Befund: Geringe Rindenblutungen frontal mit Bevorzugung der Windungstäler. Blutungen im Bereich der vorderen Balkenanlage mit subependymaler Betonung. Leichte Blutungen subependymal in der Seitenventrikelwand. Mäßige Blutungen im Seitenventrikelplexus. Cystenbildung über beiden Thalami. Blutbildungsherde im Plexus des Seitenventrikels.

F 70: 19jähr. Frau. Anamnese und Schwangerschaftsverlauf unauffällig. Spontanausstoßung eines 19 cm langen männlichen Feten.

Befund: Kleinere Kugelblutungen im Keimlager einer Seite. Subependymale Blutungen im Thalamus, sowohl dorsal als auch lateral. Kleiner Blutungsherd in der Capsula interna. Blutungen im Bereich der Vv. cerebri internae. Kugelblutungen im Brachium conjunctivum einseitig.

F 71: 33jähr. Frau. 2 Geburten. Schwangerschaftsverlauf ohne Besonderheiten. Plötzlich sturzartige Blutung und kurz danach Ausstoßung eines 20 cm langen weiblichen Feten.

Befund: Leichte Blutungen in den Plexus der Seitenventrikel. In beiden Seitenventrikeln gelbes Pigment. Starke Stauungen der Vv. cerebri internae und Blutungen in ihrem Bereich.

Literatur

ABRAMOWICZ, A.: The pathogenesis of experimental periventricular cerebral necrosis and its possible relation to the periventricular leucomacia of birth trauma. J. Neurol. **27**, 85 (1964).

AREY, L. B.: Developmental anatomy. Philadelphia: Saunders 1949.

ARIËNS KAPPERS, C. U.: The ontogenetic development of the corpus striatum in birds and a comparison with mammals and men. Koninklijke Akademie van Wetenschappen te Amsterdam. Proceedings. Vol. XXVI No. 3 u. 4 (1923). (Zitiert nach KODAMA, 1927.)

ARIËNS KAPPERS, J.: Structural and functional changes in telencephalic choroid plexus during human ontogenesis. Ciba Foundation Symposion on the cerebrospinal fluid. London: Churchill 1958.

— Strukturelle und funktionelle Änderungen im telencephalen Plexus chorioideus des Menschen während der Ontogenese. Wiener Z. Nervenheilk. Suppl. I, 30 (1966).

BANKER, B. Q., and J.-C. LARROCHE: Periventricular leucomalacie of infancy. Arch. Neurol. **7**, 386 (1962).

BANNWARTH, A.: Über den Nachweis von Gehirnmißbildungen durch das Röntgenbild und über seine klinische Bedeutung. Arch. Psychiat. **110**, 314 (1939).

BECKER, H.: Zur Faseranatomie des Stamm- und Riechhirns auf Grund von Experimenten an jugendlichen Tieren. Zugleich ein Beitrag zur Umgestaltung des vor der Reifung geschädigten Gehirns und zur Agenesiefrage. Dtsch. Z. Nervenheilk. **168**, 345 (1952).

BENEKE, R.: Über Tentoriumzerreißungen bei der Geburt. Münch. med. Wschr. **1919**, II, 2125.

BERARD-BADIER, M., H.-J. COLMANT, H. JACOB u. H. SOLCHER: Über die Spindel- und Rundzelldysgenesien im Dentatumvlies und ihre Genese. Acta neuropath. **5**, 243—251 (1965).

TEN BERGE, B. S.: The influence of the placenta on cerebral injuries. Cerebr. Palsy Bull. **3**, 323 (1961).

BISCHOFF, T. L. W.: Die Großhirnwindungen des Menschen mit Berücksichtigung ihrer Entwicklung bei dem Fetus und ihrer Anordnung beim Affen. Abh. 2. Kl. Kgl. bayr. Akad. Wiss. Bd. 10, II. Abt., S. 391 (1868).

BROBEIL, A.: Die klinische Bedeutung des 5. Ventrikels. Nervenarzt **18**, 180 (1947).

BROCKHAUS, H.: Zur feineren Anatomie des Septums und des Striatums. J. Psychol. (Leipz.) **51**, 1 (1942).

CAMERER, J.: Untersuchungen über postmortale Veränderungen am Zentralnervensystem, insbesondere an den Ganglienzellen. Zschr. Neurol. (Berl.) **176**, 596 (1943).

CANCILLA, P. A., H. M. ZIMMERMANN, and N. H. BECKER: A histochemical and fine structure study of the developing rat chorioid plexus. Acta neuropath. **6**, 188 (1966).

COURVILLE, C. B.: Ultimate residual of antenatal and neonatal asphyxia. Amer. J. Dis. Child. **84**, 64 (1952).

CUNNINGHAM, D. J.: The complete fissures of the human cerebrum, and their significance in connection with the growth of the hemisphere and the appearance of the occipital lobe. J. Anat. (Lond.) XXV, 309 (1890).

DIEZEL, P.: Die Stoffwechselstörungen der Sphingolipoide. Berlin-Göttingen-Heidelberg: Springer 1957.

EICKE, W.-J.: Zur Folge der fetalen Encephalitis, Meningitis und ihren Folgeerscheinungen. Arch. Psychiat. **116**, 568 (1943).

ERNST, P.: Mißbildungen des Nervensystems. In: Schwalbes Handbuch der Morphologie der Mißbildungen des Menschen und der Tiere. Bd. III/2. Jena: Fischer 1909.

ERNST, M.: Über Untergang von Zellen während der normalen Entwicklung bei Wirbeltieren. Zschr. Anat., Entwickl.-Gesch. **79**, 228 (1926).

ESSICK, C. R.: Zitiert nach KODAMA (1927).

FANCONI, G., u. H. ZELLWEGER: Die bleibenden Schäden des Zentralnervensystems infolge Erkrankungen des Föten und Kleinkindes. Schweiz. Arch. Neurol. 63, 193 (1949).

FILIMONOFF, J. N.: Zur embryonalen und postembryonalen Entwicklung der Großhirnrinde des Menschen. J. Psychol. (Leipz.) 39, 323 (1929).

FLECHSIG, P.: Die Leitungsbahnen im Gehirn und Rückenmark des Menschen auf Grund entwicklungsgeschichtlicher Untersuchungen. Leipzig: Engelmann 1876.

— Anatomie des menschlichen Gehirns und Rückenmarks auf myelogenetischer Grundlage. Leipzig: Thieme 1920.

FLEISCHHAUER, K., u. H. HILLEBRAND: Über die Vermehrung der Gliazellen bei der Markscheidenbildung. Z. Zellforsch. 69, 61 (1966).

— Über die Entstehung der Kernreihen in der weißen Substanz des Zentralnervensystems. Z. Zellforsch. 80, 44 (1967).

FORBES, J. A., and J. C. HEINZ: Glycogen synthesis in human endometrium. A histochemical study using frozen-dried-material. Austr. N.Z.J. Surg. 22, 297 (1953).

GELDEREN, C. VAN: Die Morphologie der Sinus durae matris. Z. Anat. Entwickl.-Gesch. 74, 432 (1924).

GLUSZCZ, A.: On the periventricular septic necrosis of the brain in premature infants. Proc. LV. Internat. Congr. Neuropath. Band II, S. 49. Stuttgart: Thieme 1962.

GOERTTLER, KL.: Über terminologische und begriffliche Fragen der Pathologie der Praenatalzeit. Virchows Arch. path. Anat. 330, 35 (1957).

— Zur Pathogenese der sogenannten geburtstraumatischen Blutungen im Zuflußgebiet der Tentorium-Venen. Verh. dtsch. path. Ges. 45, 362 (1961).

— Die Ätiopathogenese angeborener Entwicklungsstörungen vom Standpunkt des Pathologen. Anat. Anz. 109 (Ergänzungsbd.), 35 (1962).

GOLDMANN, E.: Vitalfärbung am Zentralnervensystem. Abhandl. d. K. Preuß. Akad. Wissensch. Berlin, 1913.

GOLDSTEIN, K.: Beiträge zur Entwicklungsgeschichte des menschlichen Gehirns. I. Die erste Entwicklung der großen Hirncommissuren und die Verwachsung von Thalamus und Corpus striatum. Arch. Anat. Physiol., Anat. Abt. Heft 1, S. 29 (1903).

— Zur Frage der Existenzberechtigung der sogenannten Bogenfurchen des embryonalen menschlichen Gehirnes, nebst einigen weiteren Bemerkungen zur Entwicklung des Balkens und der Capsula interna. Anat. Anz. 24, 579 (1904).

GRAHAM, H., u. U.-H. PETERS: Das erweiterte Cavum septi pellucidi und das Cavum Vergae. Nervenarzt 35, 343 (1964).

GRÖNTOFT, O.: Intracerebrale and meningeal haemorrhages in perinatally deceased infants. Acta obstet. gynec. scand 32, 308, 458 (1953).

GROSS, H., u. E. KALTENBÄCK: Die perinatale Hirnschädigung als ätiologischer Faktor der psychischen Entwicklungsstörungen im Kindesalter. Proc. IV. Internat. Congr. Neuropath. Bd. III, S. 24—28. Stuttgart: Thieme 1962.

— — u. F. SEITELBERGER: Über eine systemisierte Fehlbildung des Rautenhirns: Die Agyrie des Nucleus dentatus und der Oliva inferior. Wien. klin. Wschr. 1962, 705—708.

GUILLERY JR., H.: Entwicklungsgeschichtliche Untersuchungen als Beitrag zur Frage der Encephalitis interstitialis neonatorum (Virchow). Zschr. Neurol. 84, 205 (1923).

HALLERVORDEN, J.: Die Markscheidenentwicklung und die Rosenthalschen Fasern. Dtsch. Z. Nervenheilk. 181, 547 (1961).

—, u. J.-E. MEYER: Cerebrale Kinderlähmung. In: Hdb. spez. path. Anat. und Histol. (O. LUBARSCH, H. HENKE, R. RÖSSLE). Nervensystem (W. SCHOLZ), Bd. XIII, 4. Teil, S. 195. Berlin-Göttingen-Heidelberg: Springer 1956.

HILLER, F., u. H. SPATZ: Pathologische Anatomie der Kreislaufstörungen des Gehirns. Z. Neurol. 167, 301 (1939).

HIRVENSALO, M.: On hemorrhages of the medulla oblongata and the pons and on respiratory disorders in premature infants. Acta paediat. 37, Suppl. (1949).

HIS, W.: Die Entwicklung des menschlichen Gehirns während der ersten Monate. Leipzig: Hirzel 1904.

HOCHSTETTER, F.: Beiträge zur Entwicklungsgeschichte des Gehirns. Bibliotheca medica A, Heft 2. Stuttgart 1898.

HOCHSTETTER, F.: Über die Entwicklung der Plexus chorioidei der Seitenkammern des menschlichen Gehirns. Anat. Anz. **45**, 225 (1913).
— Beiträge zur Entwicklungsgeschichte des menschlichen Gehirns. I. Teil. Wien und Leipzig: Deuticke 1919.
— Beiträge zur Entwicklungsgeschichte des menschlichen Gehirns. II. Teil: Die Entwicklung des Mittel- und Rautenhirns. Wien und Leipzig: Deuticke 1929.
— Über die Bedeutung einiger Namen, welche Teile der weichen Hirnhaut (Leptomeninx) und des Gehirns betreffen. Zschr. Anat. Entwickl.-Gesch. **101**, 211 (1933).
HOFMANN, D.: Untersuchungen über die Häufigkeit der Abortursachen unter Berücksichtigung krimineller Aborte. Med. Klin. **19**, 821 (1961).
HOLLAND, E.: Birth injury in relation to labour. Amer. J. Obstet. Gynec. **33**, 1 (1937).
JACOB, H.: Verlaufspathologie bei Entwicklungsstörungen des Zentralnervensystems. Fortschr. Neurol. **26**, 120—140 (1958).
— Zur Verlaufspathologie und zur Korrelation zentralnervöser Dysgenesien (primäre und sekundäre Dysgenesien). Proc. V. Internat. Congr. Neuropath., S. 699. Exc. Med. Found., Amsterdam 1966.
KAHLE, W.: Studien über die Matrixphasen und die örtlichen Reifungsunterschiede im embryonalen und menschlichen Gehirn. Dtsch. Z. Nervenheilk. **166**, 273 (1951).
— Zur praenatalen Entwicklung der menschlichen Großhirnhemisphäre. Habilitationsschrift Würzburg 1962.
KNÖRR, K.: Der Einfluß von Blutungen in der Frühschwangerschaft auf die Entwicklung der Frucht und das Auftreten von Mißbildungen. Verh. dtsch. Ges. inn. Med. **64**, 54 (1959).
KOCH, G., J. KRISCHEK u. T. TIWISINA: Beitrag zur Klinik, Pathogenese und Erbpathologie dysontogenetischer (dysraphischer) Störungen des Zentralnervensystems (Septum pellucidum — Cysten, Hirntumor) bei einigen Zwillingen. Z. menschl. Vererb.- u. Konstit.-Lehre **34**, 105 (1957).
KODAMA, S.: Über die Entwicklung des striären Systems beim Menschen. Neurol. psychiatr. Abh. aus Schweiz. Arch. Neurol. Heft 5 (1927).
KÖTTER, E.: Über das Cavum septi pellucidi und andere Veränderungen des Septum pellucidum. Nervenarzt **9**, 392 (1936).
KREMLING, H.: Über die Entwicklung von Kindern nach Schwangerschaftsblutungen. Münch. med. Wschr. **105**, 2421 (1963).
KUNDRAT, H.: Über die intrameningealen Blutungen Neugeborener. Wien. klin. Wschr. **3**, 887 (1890).
LARROCHE, J. C., et J. BAUDEY: Cavum septi pellucidi, Cavum Vergae, Cavum veli interpositi, Cavities de la ligne Mediane. Biol. neonat. **3**, 193 (1961).
LEMPP, R.: Frühkindliche Hirnschädigung und Neurose. Bern und Stuttgart: Huber 1964.
LIBER, A. F.: Dilated cavum septi pellucidi and juxtaventricular cavities. Acta neerl. morph. **2**, 4 (1938).
LINDENBERG, R.: Entwicklungsgeschichte der Gefäße des Zentralnervensystems. In: Hdb. spez. path. Anat. und Histol. (O. LUBARSCH, H. HENKE, R. RÖSSLE). Nervensystem (W. SCHOLZ), Bd. XIII, 1. Teil/Bandteil B, S. 1072. Berlin-Göttingen-Heidelberg: Springer 1957.
LISS, L., and L. MERVIS: The ependymal lining of the cavum septi pellucidi: a histological and histochemical study. J. Neuropath. (Baltimore) **23**, 355 (1964).
LUNZENAUER, K.: Intrauterine Pneumonie als Ausdruck einer echten fetalen Entzündung. Zbl. allg. Path. **99**, 402 (1959).
MARCHAND, F.: Über die Entwicklung des Balkens im menschlichen Gehirn. Arch. mikr. Anat. **37**, 289 (1891).
MARINESCO, M. G.: L'encéphalite épidémique et la grossesse. Rev. neurol. (Paris) **1921**, 1055.
MEESSEN, H., u. O. STOCHDORPH: Erweichung und Blutung. In: Hdb. spez. path. Anat. und Histol. (O. LUBARSCH, H. HENKE, R. RÖSSLE). Nervensystem (W. SCHOLZ), Bd. XIII, 1. Teil/Bandteil A, S. 1384. Berlin-Göttingen-Heidelberg: Springer 1957.
MEYER, H.-H.: Die Massen- und Oberflächenentwicklung des fetalen Gehirns. Virchows Arch. path. Anat. **300**, 202 (1937).
MINGAZZINI, J.: Über die Entwicklung der Furchen und Windungen des menschlichen Gehirns. Untersuchungen zur Naturlehre des Menschen und der Tiere. XII. Band Moleschott 1888, S. 498.

MINGAZZINI, G.: Der Balken. Eine anatomische, physiopathologische und klinische Studie. Monographien Neurologie. Berlin: Springer 1922.

NAUJOKS, H.: Über intrauterine Fruchtschädigungen. Münch. med. Wschr. **83**, 1039 (1936).

NEVINNY, H.: Über die geburtstraumatischen Schädigungen des Zentralnervensystems. Zschr. Geburtsh. **114**, Beilageheft (1936).

NOETZEL, H.: Salvarsanschaden am Gehirn bei Mutter und Föt. Beitr. path. Anat. (Jena) **110**, 661 (1949).

OLIVEROS, N. L.: Observations on the lining of the cavum septi pellucidi in the brain of newborn and adult man. Confin. neurol. (Basel) **26**, 45 (1965).

OSTERTAG, B.: Grundzüge der Entwicklung und Fehlentwicklung. In: Hdb. spez. path. Anat. und Histol. (O. LUBARSCH, H. HENKE, R. RÖSSLE). Nervensystem (W. SCHOLZ), Bd. XIII, 4. Teil, S. 283. Berlin-Göttingen-Heidelberg: Springer 1956.

PFAUNDLER, M.: Studien über Frühtod, Geschlechtsverhältnis und Selektion. Z. Kinderheilk. **57**, 185 (1935).

PLIESS, G.: Praenatale Schäden. Ergebn. inn. Med. Kinderheilk. **17**, 264 (1962).

POTTER, E.-L.: Pathology of the fetus and infant. Chicago: Yearbook Med. Publ. 1962.

PUCHTLER, H., and H.-J. PETERS: Observations of the staining properties of Luxol Fast Blue MBSN. 39. Annual Meeting of the American Ass. of Neuropathologists Atlantic City 1963.

RABINOWICZ, T.: L'écorce cérébrale du prématuré du 8e mois. Proc. IV. Internat. Congr. Neuropath. Vol. III, S. 3. Stuttgart: Thieme 1962.

RICHTER, E.: Die Entwicklung des Globus pallidus und des Corpus subthalamicum. Monographien Neurol. u. Psychiatr., Heft 108. Berlin-Göttingen-New York: Springer 1965.

RÖSSLE, R.: Die konstitutionelle Seite des Entzündungsproblems. Schweiz. med. Wschr. **53**, 1053 (1923).

ROSENTHAL-WISSKIRCHEN, E.: Pathologisch-anatomische und klinische Beobachtungen beim Balkenmangel mit besonderer Berücksichtigung der Balkenlängsbündel. Dt. Z. Nervenheilk. **192**, 1 (1967).

RUCKENSTEINER, E., u. F. ZÖLLNER: Über die Blutungen im Gebiet der Vena terminalis bei Neugeborenen. Frankf. Z. Pathol. **37**, 568 (1929).

SAUNDERS, J. W.: Death in embryonic system. Science **154**, 604 (1966).

SCHAFFER, K.: Über normale und pathologische Hirnfurchung. Zschr. Neurol. (Berl.) **38**, 2 (1917).

SCHMIDT, H.: Untersuchungen zur Pathogenese und Ätiologie der geburtstraumatischen Hirnschädigung Früh- und Reifgeborener. Stuttgart: Fischer 1965.

SCHOLZ, W.: Pathologische und kadaveröse Veränderungen an den Nervenzellen. Zschr. Neurol. (Berl.) **176**, 636 (1943).

SCHWALBE, E.: Die Morphologie der Mißbildungen des Menschen und der Tiere. I. Teil: Allgemeine Mißbildungslehre (Teratologie). Jena: Fischer 1906.

SCHWARTZ, P.: Erkrankungen des Zentralnervensystems nach traumatischer Geburtsschädigung. Zschr. Neurol. (Berl.) **90**, 263 (1924).

— Geburtsschäden bei Neugeborenen. Jena: Fischer 1964.

SEITZ, L.: Über Hirndrucksymptome bei Neugeborenen infolge intracranieller Blutungen und mechanischer Hirninsulte. Arch. Gynäk. **83**, 528 (1907 a).

— Über die durch intrauterine Gehirnhämorrhagien entstandenen Gehirndefekte und die Encephalitis congenita. Arch. Gynäk. **83**, 701 (1907 b).

SIEGMUND, H.: Die Entstehung von Porencephalien und Sklerosen aus geburtstraumatischen Hirnschädigungen. Virchows Arch. path. Anat. **241**, 237 (1923).

SOLCHER, H.: Anencephalie als Folge einer Frühform der Neurofibromatose. Dtsch. Z. Nervenheilk. **184**, 550 (1963).

— Intrauterine Hirnblutung bei Epilepsie der Mutter. Arch. Psychiat. **205**, 165 (1964).

SORBA, M.: Études de pathologie foetale et néonatale. Lausanne: Ronge et Cie 1948.

SPATZ, H.: Über eine besondere Reaktionsweise des unreifen Zentralnervengewebes. Z. Neurol. (Berl.) **53**, 363 (1920).

—, u. O. ULLRICH: Klinischer und anatomischer Beitrag zu den angegebenen Beweglichkeitsdefekten im Hirnnervenbereich. Z. Kinderheilk. **51**, 579 (1931).

STRECKER: Untersuchungen über die physikalischen Liquorverhältnisse an der Leiche sowie über das postmortale Quellungsvermögen des Gehirns mit besonderer Berücksichtigung der Reichardtschen Hirnschwellung. Zbl. Nervenheilk. **40**, 360 (1925).

STREETER, G.-L.: Die Entwicklung des zentralen Nervensystems. In: KEIBEL u. MALL: Hdb. der Entwicklungsgeschichte des Menschen, Bd. 2. Leipzig: Hirzel 1911.

TÖNDURY, G.: Embryopathien. Berlin-Göttingen-Heidelberg: Springer 1962.

ULLRICH, O.: Angeborene Muskeldefekte und angeborene Beweglichkeitsstörungen im Gehirnnervenbereich. In: Hdb. Neurologie (BUMKE u. FOERSTER), Bd. 16, S. 139. Berlin: Springer 1936.

VOGT, C., u. O. VOGT: Die Markreifung des Kindergehirns während der ersten vier Lebensmonate und ihre methodologische Bedeutung. In: Neurobiologische Arbeiten, Bd. I, 1902; Bd. II, 1904. Jena: Fischer.

WERTHEMANN, A.: Allgemeine Teratologie mit besonderer Berücksichtigung der Verhältnisse beim Menschen. In: Hdb. allg. Pathol. (BÜCHNER, LETTERER, ROULET), Bd. VI/1, S. 58. Berlin-Göttingen-Heidelberg: Springer 1955.

WETZEL, R.: Bemerkungen und Bilder zur Anatomie der Tela chorioidea superior und des Paries chorioideus des dritten Ventrikels und der Seitenventrikel. Zsch. Anat. Entwickl.-Gesch. **103**, 53 (1934).

WOHLWILL, F., u. H.-E. BOCK: Tierversuche zur Frage der fetalen Entzündung. Virchows Arch. path. Anat. **291**, 864 (1933).

—, J. BERNSTEIN, and P. YAKOVLEV: Dysmyelinogenic leukodystrophy. J. Neuropath. **18**, 359 (1959).

ZANGEMEISTER, W.: Die Altersbestimmung des Fötus nach graphischer Methode. Zschr. Geburtsh. **69**, 127 (1911).

ZUCKERKANDL, E.: Zur Entwicklung des Balkens. Arb. Neurol. Inst. Wien XVII, 373 (1909).

Sachverzeichnis

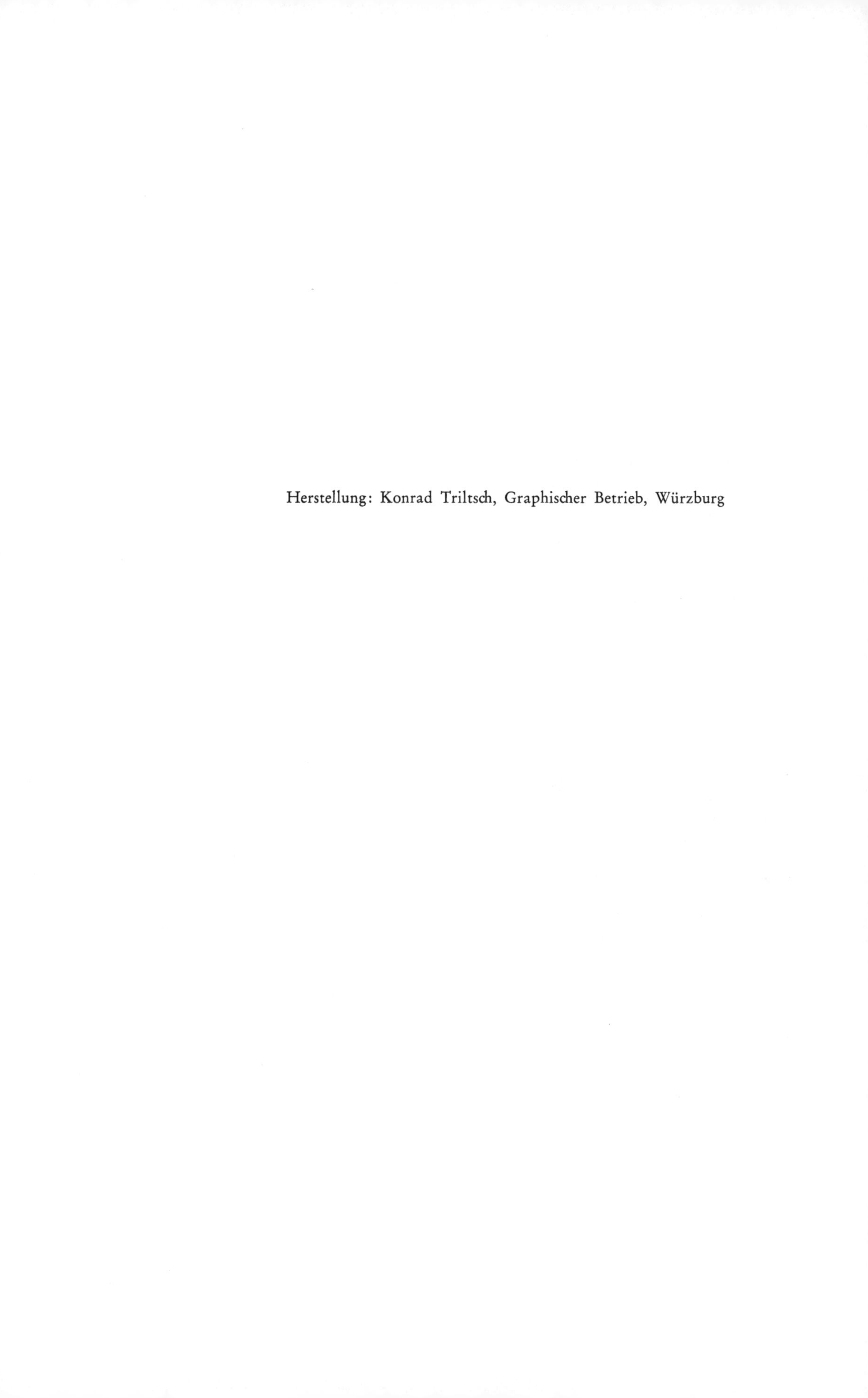

Herstellung: Konrad Triltsch, Graphischer Betrieb, Würzburg